U0165738

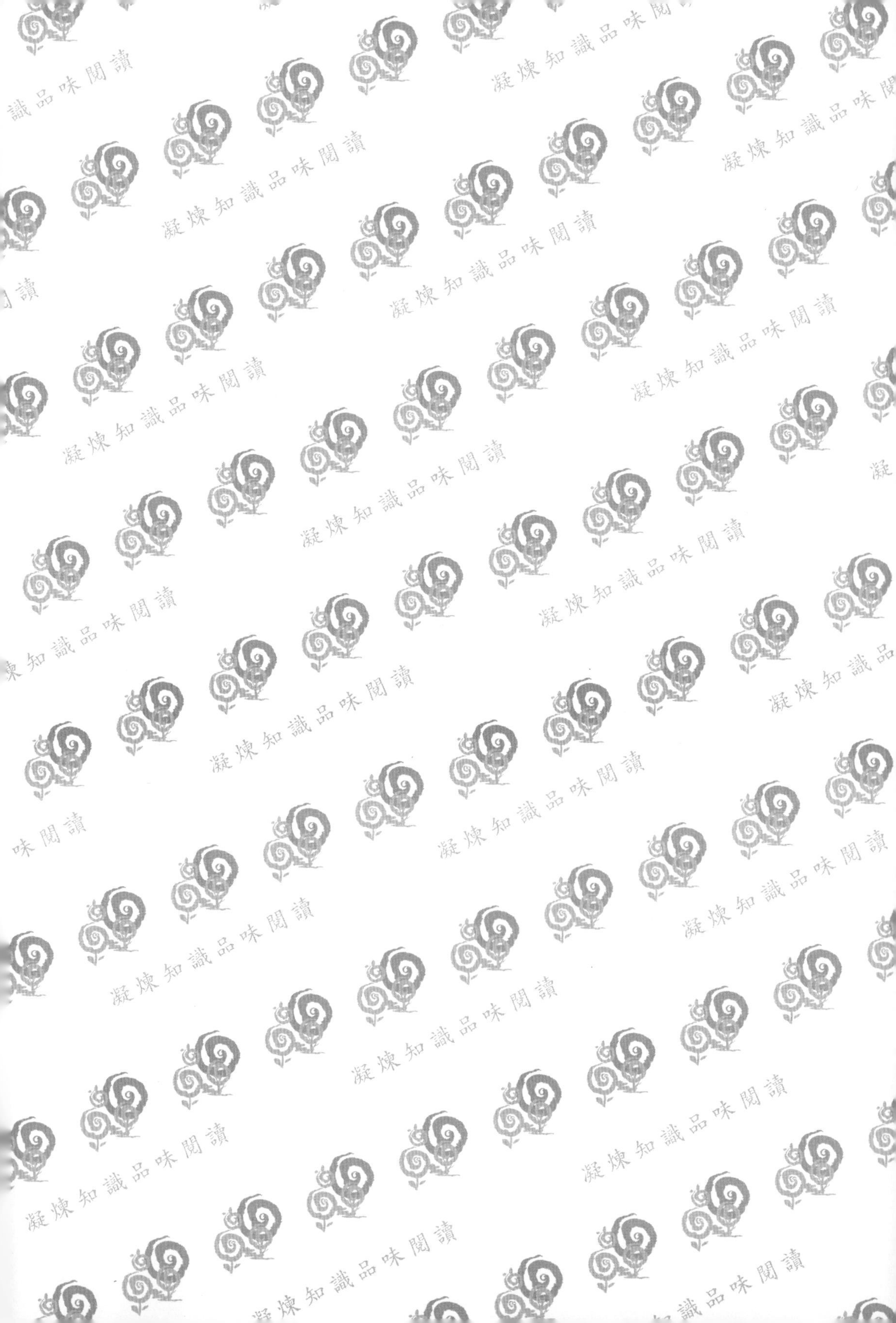

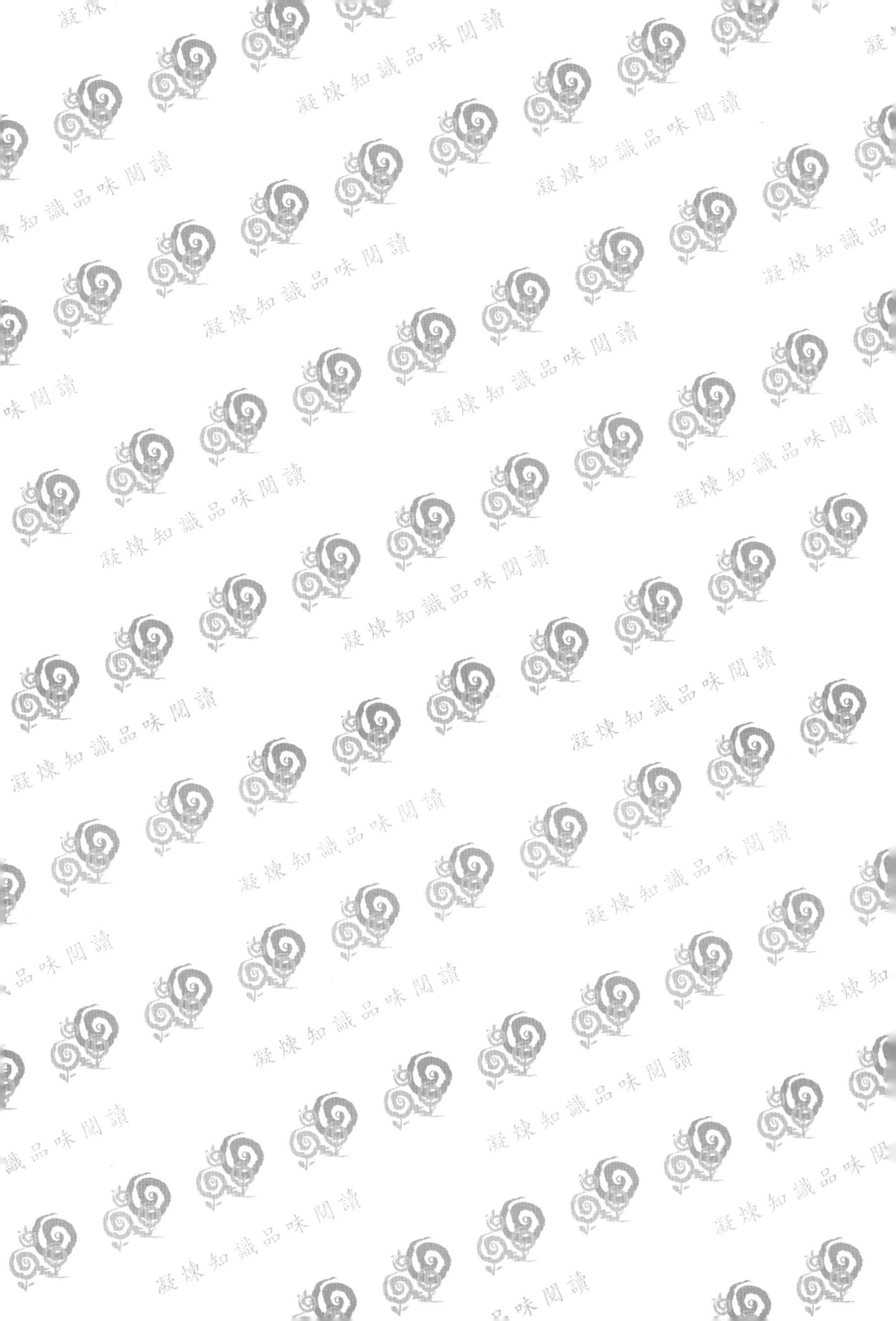

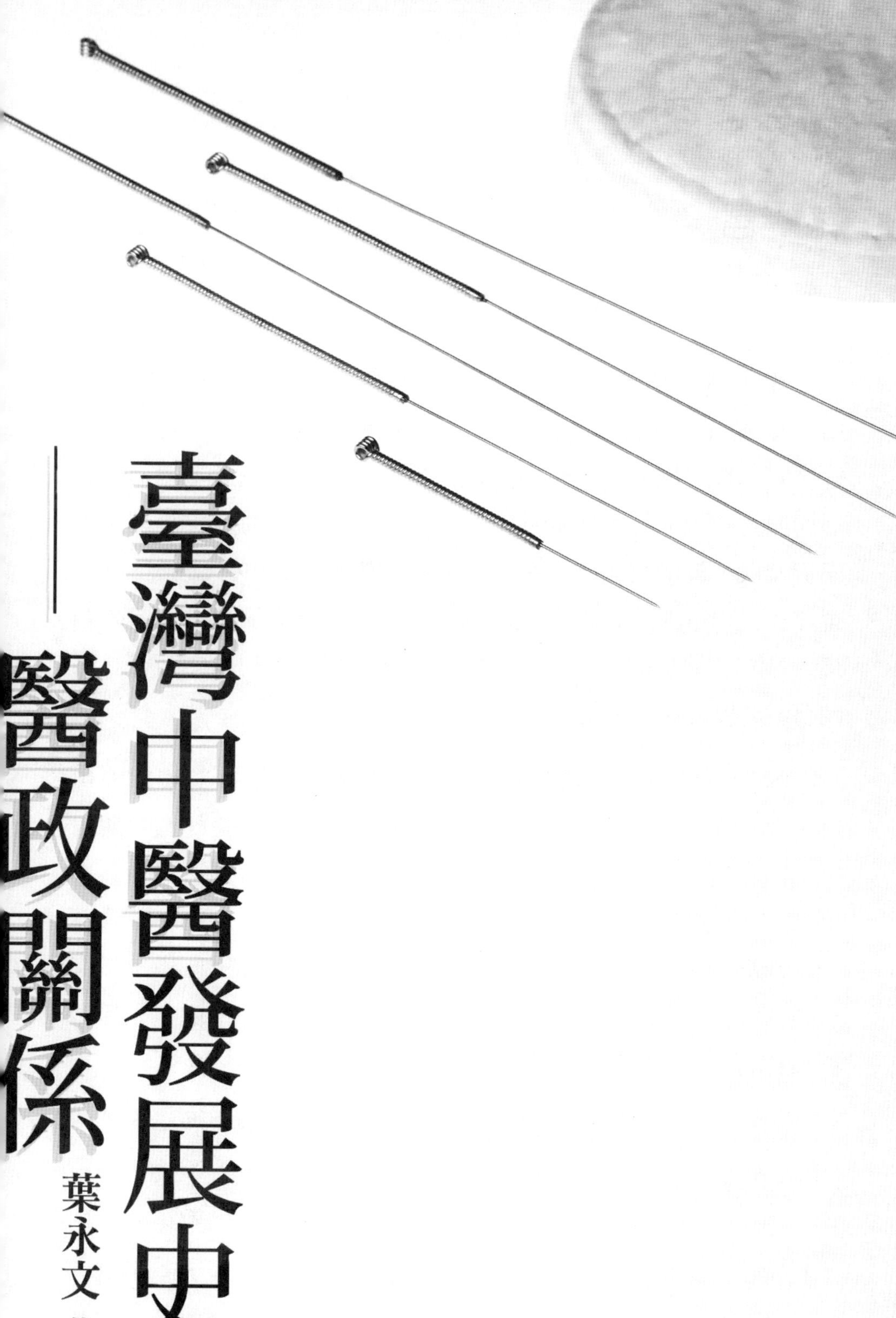

臺灣中醫發展史

——醫政關係

葉永文 著

五南圖書出版公司 印行

序　言

當2006年筆者完成《臺灣醫療發展史——醫政關係》一書後，有感於此書並不能含括臺灣醫療發展的整體樣貌，特別是缺乏了對中醫發展的系統性討論，以致此書只能是偏於臺灣西醫發展的歷史解說而已。鑒於此，這幾年來爲能更全面地瞭解臺灣的醫療發展，筆者投入了中醫發展的相關研究，2009年更獲得國科會專書寫作計畫的補助，使得這本《臺灣中醫發展史——醫政關係》於今日終於問世，相信本書將可彌補過去那種偏向西醫之臺灣醫療發展論述的不足。

本書係將臺灣中醫發展置放於「衝突——抵抗」的權力角度，來討論中西醫學之間的「醫政關係」，因爲從日治時期以來，國家醫政一直是由西醫所掌控，以致中醫的發展必然受其影響甚鉅。依據本書的研究顯示，百年來臺灣中醫發展可說是一部抵抗西醫的奮鬥史，亦即在與西醫醫政的權力關係下，尋求一條自我保存的科學化道路，但是這條道路卻佈滿荊棘，處處充斥著西醫化的自我反噬危機，直到今日依舊如此。

是以，本書爲探討中醫這般發展過程，係採傳統政治社會學的研究途徑，而非當前流行的科技與社會模式（STS），因爲中醫技術變遷並非本書的關注焦點，若出現也只是在權力關係的脈絡下被帶出。爲能合適地以及連貫地分析中醫發展過程，本書建構了一種討論醫政關係的理論方法，即以醫政論述、醫政謀略和醫政權力等三個層面來架築出從抽象到具體的結構分析策略，從而刻劃出臺灣中西醫學的「衝突——抵抗」圖像。

本書共分十個章節，第一章概述百年前中醫發展和西醫傳入的歷史過程，第二章則討論中醫科學化與西醫化的問題，第三章旨在檢視相關臺灣醫療史文獻狀況以及建構中醫發展的理論方法，第四章至第八章即開始進入臺灣中醫發展的實質討論，而第九章便是將這些實質討論進行整合說明以彰顯出百年來中醫發展的諸多變化，最後的第十章是針對2000年後中醫發展新面臨的問題和未來展望做一說明。經由這十個章節的鋪陳，臺灣中醫發展歷史在醫政關係的這個面向上，應該是能夠完整的被呈現出來。

從歷史社會學的角度來看，任何特定的歷史事件都必然與其身處的政治社會環境相關連，而臺灣中醫發展也是如此，像是從第四章至第八章的討論中即可以得知，不同的歷史階段會因爲政治社會環境的不同，進而對中醫發展產生不同影響，因此在臺灣百年來的各個歷史階段，中醫發展所面臨的問題、困境和走向皆存有著程度上的差異，而這些差異在第九章的討論中都可明顯地看出來。

總之，本書雖然是一部關於歷史的作品，並且是以醫療爲討論對象，但是整個論述方法運用皆屬於權力關係的範疇，所以本書實是一部政治社會學的作品，並以臺灣中醫發展爲討論對象，應歸爲社會科學的研究領域。而本書的貢獻也在此，因爲過去中醫發展係爲社會科學的荒漠地，但本書已經開始在灌溉它了。

本書獲得國科會專書寫作計畫補助（NSC 98-2410-H-040-008-MY2），特此致謝。

目　錄

第一章

中醫與西醫相遇

壹、相遇在中國

綜合論之，中醫的發展係牽連著中華文化的歷史進程，像是提供今日中醫理念框架的《黃帝內經》，即是從戰國時代以至秦漢時期之數百年間的醫論集結，雖然《內經》以黃帝為託名，但是它所架築出以「天——地——人」為法則的宇宙之學，卻充滿著帝王治術的模態。而就《內經》的醫學地位來說，它著實地構造出中醫理論之陰陽五行臟腑經絡的重要基礎，但就臨床醫理部分，則直到張仲景的《傷寒雜病論》出現，才開始確立中醫「辨證論治」的診病方向。對此，區結成（2004: 37）即曾有這般的類比：

> 《內經》在中醫學的崇高地位，或者可以比擬西方醫學史的希波克拉底。……《內經》被極度尊崇，但若論對臨床醫學的貢獻，張仲景的《傷寒雜病論》才堪與蓋倫醫學的影響相媲美。

不管這般類比是否合宜，均已顯示中醫發展擁有理論和經驗的接合，這是長期的文化影響所致，象徵著中醫醫學持續不斷的精煉歷程。

是以，自秦漢以降，中醫發展亦隨著時代文化的演進而存有欣欣向榮的圖景。三國及魏晉南北朝時期，中醫在脈學、針灸學、藥物方劑、傷科等方面都取得很大的進展，到了宋代，由於朝政重視醫藥的發展更促使中醫登上了醫政高峰，如北宋官方編纂方書和本草、鑄造針灸銅人、並且設立了校正醫書局、惠民局、和劑局、安劑坊、養濟院以及福田院等等。明代重要的醫家李時珍所著《本草綱目》，除了修正過去許多醫書的錯誤外，更增添了眾多醫藥記載，該書共收錄了一千八百多種中藥草，可說是一本重要的中醫學著作。因此，綜觀千百年來的中醫發展，其醫理和經驗的精進在中外文化的日益交流情況下已聲名海外，明代時期中醫的輸出便已達歐、亞、非洲的許多國家，甚至《本草綱目》至今也有英、法、日、德、俄等等語言的譯本，顯見中醫的全球化景象在過去的王朝時代早就初見端倪了。（葉永文，2009）

相對於明代中醫的輸出景象，西方醫學也於明代藉由傳教士進入了中土。十六世紀是西方帝國勢力開始向東方擴張的時刻，當澳門被葡萄牙人佔領後，由傳教士所帶來的醫學隨即慢慢地往內陸和京城推進。清初，康熙皇帝遭受瘧疾侵襲，在眾醫官手足無措之時，傳教士提供了可治療瘧疾之金雞納霜來使其病痛痊癒，於是西方醫藥開始受到關注。不過，這一段時期來華的傳教士大多未具有醫師身份，也不會去主動地傳播西方醫學，其醫療活動對象主要是爲在華的傳教士和帝國成員之健康服務，所以西方醫學並未在民間社會生根。況且十七、十八世紀的西方醫學尚只停留在「體液病理學」（humoral pathology）的傳統階段，因此還無法對中醫產生任何影響，這就如李經緯（1998: 261）所說：

由傳教士傳入之西方醫學雖涉及了西方醫學之理論、學說、臨床、藥物及治法等，反映了當時西方醫學的一般水平，即在病理學上還遵循希波克拉底液體病理說，在解剖生理方面仍崇蓋倫學說，在疾病認識和治療上未見較中醫有更高明處，再加上西方譯述之著作大多未出版，……從總體來說，尚未對中醫界有根本觸動。

傳教士係以傳道爲其要務，醫療並非主要目標，但爲能方便傳道，醫療卻經常成了工具，並且能使得傳道更爲順暢，結果造成接續來華的傳教士，若非具有醫學背景也必然要學會一些醫藥運用常識，以期獲得傳道效果。這般「醫療傳道」（medical mission）的情境當然也受到一些教會人士的質疑，認爲在醫療過程的時間壓縮下，傳道目標將會變得模糊，甚至可能妨礙了傳道任務本身。即使如此，爲能符應帝國勢力擴張以及加快傳道的速度，醫療最終還是被確認爲傳道志業之重要環節，於是經由傳教士的傳道過程，西方醫學已從過去的被動提供轉爲主動散播而進入了民間社會。針對這般情況，楊念群（2006: 5）即明確地指出：

這樣的一個視野顯然已不僅僅把「醫務傳道」理解為傳教士的一種個人行為或宣教的一種特殊形式，而是與西方現代帝國勾畫出的政治、經濟和文化大規模擴張的版圖設計之間構成了相互對應的關係，也開始改寫傳教醫生作為傳教機構附屬的身份和僅以傳教士健康為關注對象的舊殖民歷史。

因此自十九世紀開始，當西方進入了「科學醫學」（scientific medicine）的發展階段後，在華傳教士宛如更加獲得傳道利器一般，飛快地將宗教與醫療植入了他們的宣教區，並逐漸地穩固人民的信任甚至被接受。針對此般情形，楊念群（2006: 33）便稱「西醫傳教士東來顯然抱有從肉體與精神上征服『他者文化』的雙重目的」，亦即醫療用來處理肉體，而宗教用以改造精神，最後得以對華人的這些「他者」進行文化的征服。

這般征服不但讓西醫得以深入中醫所固守的地盤，同時也挑戰中醫在華人社會裡的獨佔地位。1840年鴉片戰爭是一個重要的指標年代，因為清政府戰敗所被迫簽訂的不平等條約（包括之後的許多條約）已大開了通商門戶，條約中亦保障了傳教自由，於是大批的西方傳教士一波一波地渡洋抵華，而西醫也順勢在中土擴散開來，無怪乎區結成（2004: 59）會認為「從1850年起的半個世紀是西方醫學在中國確定地位的關鍵」，或者這更意味著此階段顯現著「醫療——宗教——帝國」三位一體的文化征服圖像。

事實上，有論者就直接指出自鴉片戰爭後，伴隨帝國勢力的入侵，清朝統治的社會已經慢慢陷入了所謂「半殖民半封建」的狀態，特別是在醫學教育上，「一方面是大批傳教士和醫生來華，到處修教堂、辦醫院、設醫學院校、辦期刊等」，「另一方面，中國的清王朝，還保留著沿襲舊制的太醫院」（李經緯，1998: 300）所以這時期可說是中醫與西醫兩種醫療體系並存的情形。然而就太醫院的發展來看，由於清政府已無經費餘力來持續地投注，故逐漸與西醫的發展呈現出我消彼長的態勢出來，以致誠如楊念群（2006: 252）對中、西醫消長的感嘆而說：

> 這樣的平衡狀態在晚清後逐漸被打破了，西醫在與中醫的競爭中逐步訴諸各種手段改變了醫病之間長期構成的微妙關係，波及的範圍從生活習慣到審美情調，從文字表述到空間安排，幾乎是無所不至。

然而就如一般所認為，「中醫真正面臨危機，應是在1894年甲午戰敗之後」（區結成，2004: 64），這意味著1860年代以來自強運動的失敗以及清末全面西化情勢的即將展開，於是被視為傳統文化的中醫，必定成為要遭受科學所改造或揚棄的一環，其最明顯的改變，即是二十世紀後之國家醫政已轉由西醫所掌握。以醫學教育體制來說，1911年民國建立後，1912年南京政府隨即公布「大學令」，確立了以西方醫學為主體的醫學教育模式，而1913年的北洋政府更改革了醫學教育制度，並且試圖把中醫排除出醫學課程之外。結果，西醫教育就成了此時期之醫療人才養成的正式管道，而中醫人才的養成管道則逐漸地淪為民間醫療的非正式醫學類屬。

醫學教育可說是國家醫政的基石，因此這般西化的教育模式已意味著西醫掌握了制度化的國家機器，儘管民間社會依然遍佈著中醫的身影，但是西醫醫療模式的政策方向已大致底定。於是從這時期開始，中醫只能在西醫醫政制度下謀求自己的生存之道，而其發展過程更陷入了中、西醫的權力關係中，弔詭的是，中醫爲爭取與西醫平等的地位，便將自己符應入國家醫政所要求的行列中，以西化的制度做爲發展之思路，順此楊念群（2006: 258）就認爲「在這一思路的支配下，中醫的抗辯邏輯基本上建立在如何在國家行政框架下爭取與西醫具有平等地位這個目標上，而國家在醫療行政上的現代設計藍圖又完全出自西醫的手筆。因此，中醫謀求平等的努力結果不過是在西醫監控的部門中謀取生存之道而已。」這是中醫爲生存而被迫經受西化的無奈，亦是其困境所在，當然也影響了日後中醫的發展圖像。

綜合觀之，已流傳千年的中醫文化，在十六世紀時與西醫相遇，而歷經了十七和十八世紀，中醫依然保有醫政支配的優勢，這一方面是因來華傳教士不多且醫療傳道尚未風行，另一方面則是因爲西方醫學仍未脫離體液學說的傳統階段。但是中醫這般的醫政優勢在進入十九世紀後已逐漸改觀，亦即除與帝國列強所簽訂的不平等條約保障傳教自由以及吸引大批傳教士來華外，西方科學醫學的發展更促進了醫療傳道的順暢，結果中、西醫並存的情景在十九世紀中葉起日益明顯。然令人嘆息的是，在全面西化的風潮下，中醫的醫政優勢於二十世紀初開始被西醫所逆轉，不管是在醫療制度或是醫學教育方面，均顯示中醫逐漸喪失了盤據已久的國家舞臺，而落入民間社會的民俗醫療行列中，成爲受西醫醫政權力處置的一隻驚恐羔羊。總之，西醫殖民的歷史已開啓，而中醫正身陷其中。

貳、相遇在臺灣

綜觀近代中國海外墾殖的歷史過程，相較於南洋的移民發展，臺灣無疑是「近代漢民族殖民成功的特例」（黃秀政、張勝彥、吳文星，2002: 7-9），因爲除了移民人口的持續增多外，中國的各項典章禮俗也隨著漢人移民過程而傳入臺灣，其間當然也包括了中國傳統醫學的到來，這誠如陳勝崑（1978: 126）所述，「明朝中葉，漢人開始移居臺灣本島，至明末清初的荷、鄭時代，移民激增，所以中原文化與中國傳統醫學亦輸入臺灣。」

關於中國傳統醫學傳入臺灣的最早日期可能無法考察，但是中國文化輸入臺灣的程度必然也是中國傳統醫學在臺灣發展程度的標示。明鄭時期是漢人政權首度在臺登陸的時期，關於中國傳統醫學的傳入就如顏裕庭（1998: 18）所說，「鄭成功於1661年戰勝荷蘭人，開闢臺灣，有組織的將中國文化帶來臺灣，招來大陸有名醫師前來診治官吏，甚至大陸醫師亦決定久居臺灣」；另外，陳勝崑也指出有文獻記載著明末永曆年間來臺避難的沈光立，1673年寄寓在目加溜灣社時就曾從事教讀兼以醫藥治人，而清代官修諸府縣志也記載有沈佺期、徐恢鑽、吳廷慶、翁同敏、邱孟瓊、卓夢采等人，或以流寓臺灣而寄迹於醫或以儒學而兼施醫藥以濟世之情事。（陳勝崑，1982: 121）

由此觀之，中國傳統醫學在臺灣移民過程中已然成爲漢人重要的醫療方式，其間除了夾雜一些地方民俗醫療外，包括黃帝內經、傷寒論和陰陽五行等學說在內的中醫醫療體系，亦逐漸成爲在臺官民醫療的主體。針對這般醫療情況，據載1683年康熙時期臺灣被納入清朝版圖後，1684年便有設置養濟院來收容孤老殘疾者，爾後在乾隆、道光年間也相繼設立了養濟堂、留養局、收容所、回春院等機構。（陳永興，1997: 43-44）而這些機構經費大多來自官方的提撥與地方紳商的義捐，以供開展救貧、養老和醫療之支出，所以有人認爲此「可視爲臺灣公設醫院的早年雛形」（莊永明，1998: 26）。

另外就西方醫學傳入臺灣的時間來看，依吳基福（1980: 82）推估係「要從1625年荷蘭人佔領後，才有遺跡可尋。」像是當時荷蘭人在臺灣所構造的行政組織裡面即設有「醫院院長」一職（楊彥杰，2000: 74），便可指明荷蘭醫生確實來過臺灣，只是他們所服務的對象僅限於來臺的西方人，對此陳順勝（2002: 59）就指出「當時的醫療制度與人員以商務或軍人爲主，中間或許有傳教士醫師，但仍未完全脫離官方色彩。」甚至更有研究者直指當時那些駐紮在原住民社群的醫務人員，其任務主要是協助官方管理事務，因而「並未對臺灣居民有診療記錄」（莊永明，1998: 18），可見荷西時期即有醫療人員來臺，並且是以殖民統治服務爲其職志。

是故，荷西時期的西方醫學並未進入民間社會，因此也沒有在臺灣生根下來，結果便如吳基福（1980: 9）所稱：「西洋醫學隨荷蘭人退出臺灣，中國醫學取代了足足二百年，一直要到滿清統治末期的1865年，情況才又丕變。」也就是說，中國傳統醫學是隨著漢人移民的過程進入臺灣，並在民間社會落地生根，而荷西時期來臺的西方醫學則一直是爲殖民官方所用，於是當荷西時期結束後，西方醫學也就隨著統治政權的離開而消聲匿跡了。之後一直到1858年「天津條約」的簽訂，西方醫學才伴隨著列強勢力再度進入臺灣，並且經由醫療傳道之過程而進入了民間社會，開始在臺灣落地生根。

醫療做爲傳道的工具的確是有益於傳教士打入臺灣民間社會，對此馬偕（George Leslie Macky）即曾說過：

> 醫療傳道之重要，已經毋須再強調了，這是凡知道近代傳教工作歷史的人都承認的。從我們在臺灣開始工作時起，就重視主的話語和榜樣，用醫病的辦法以求獲得迅速的利益。在我預備作海外宣道工作所受的各種訓練，應用起來，都沒有比我在多倫多及紐約所做過的醫學研究，更見有用。（周宗賢，1984: 6）

由此可知，西方醫學對傳教士的傳道活動提供相當大的助益，難怪陳順勝（2002: 69）會直稱「1895年以前，受派來臺傳教的二十名男宣教師中有六名具有專業醫師的資格，比例高達四分之一強」，甚至「許多宣教士雖然不是醫師，但具備醫藥常識是宣教師共有的特質。」

然而，也因爲清末隨著西方帝國勢力的入侵，西方醫學體系大舉邁進臺灣而衝擊當時既存的中醫醫學體系，同時夾雜著中西文化差異與臺人諸多的反洋情緒，以致兩國間經常存在著緊張和衝突關係，如中醫醫療被指爲缺乏科學訓練、無根據、迷信的惡醫，西方醫療則受「紅毛醫生用支解人體做藥」之謠言而遭群眾攻擊（陳永興，1997: 56）。但是此般的中、西醫療衝擊過程似乎讓傳統醫學逐漸失去了醫政支配地位，最明顯的例子便是清末深具「洋務運動」色彩的劉銘傳在臺灣所進行包括醫療在內的西化建制成果，如依連橫（1994: 563）在《臺灣通史》卷二十一之〈鄉治志〉中所載：「臺北官醫局：在臺北城內考棚。光緒十二年，巡撫劉銘傳設，以候補知縣爲總理。招聘西人爲醫生，以醫人民之病，不收其費，並設官藥局於內。臺北病院：亦在考棚。光緒十二年，巡撫劉銘傳設，以醫兵勇之病。」可見西方醫學在日治時期之前，已於臺灣醫政體系中展露出頭角了。

綜上所述，臺灣醫療發展可從十七世紀的荷西時期開始算起，中醫是經由漢人移民過程傳入了臺灣，而西醫則是透過帝國殖民過程進入，這是首次中西醫學的相遇。然而因爲西醫並未生根於民間社會，以致隨著帝國勢力的退出而離開臺灣，而留下中醫在官方和民間社會中發展，直到帝國勢力再度進入臺灣而使西醫跟著進來。然不同的是，這時候進來的西醫已具有科學醫學的面貌，中西醫學再度相遇的環境與條件也已經和過去大不相同了。所以到了清領末期，其醫政處境已從中醫支配景象進入了中西醫學競逐狀態，更甚者，西醫更挾其現代科學的姿態對既存於民間社會的中國傳統醫學進行壓抑，無怪乎傅大爲會認爲在1858年後臺灣即已落入了殖民醫療的脈絡中，或者說是陷入了「半殖民醫療」的情境，也就是說，當時的臺灣雖非屬於列強的殖民地，但在醫療場域裡卻存有強大的殖民勢力（傅大為，2001: 35）。

因此在進入日治時期之前，臺灣醫政發展過程已由傳統中醫的優勢景象逐漸地轉讓給西方現代醫療體系，而隨著日治時期的開啓，在面對生物學統治導向的殖民情境時更使中醫進入了一個新的發展困境，中醫至此面臨了一個生死存亡的關頭。

第二章

近代中醫科學化的問題

壹、前言

在近代國家的發展歷程中，現代化（modernization）經常是一個分析「擺脫傳統」的論述議題，特別就非西方國家的發展經驗來看，「現代化」更意涵著一種「衝擊傳統」的順應過程，這係意謂著非西方國家的現代化並非純粹由自身傳統文化之發展而來，它毋寧是一種對西方現代化模式的套用或嫁接，於是便容易與自身的傳統文化產生衝擊效應。所以有論者直言，這般非西方國家的現代化過程勢必將面臨「橫的移植」與「縱的繼承」的兩難困境（黃瑞祺，2001: 22），「橫的移植」即指對西方文化的橫向截取，而「縱的繼承」即指對既存文化的縱向傳續，於是在這兩種文化的撞擊過程中，往往就會產生獨特的現代化發展經驗，而與西方國家的現代化模態存有不同的景觀。因此，非西方國家的現代化雖然受到西方文化的浸染，但決非只是西方文化的複製。

雖然如此，非西方國家中強烈支持「橫的移植」的西化運動者，經常批判「縱的繼承」爲一種文化保守的舊勢力並主張廢除之，如此方能達到西方國家的發展景觀，所以現代化就是完全的西化；針對此類敘述，文化道統的極端護衛者則對該現代化模式存有不信任態度甚至完全抗拒，以致現代化論述經常淪爲文化政治之論爭。這般景象常存於非西方國家之各種文化領域的發展過程中，同時也造成該文化發展的困境所在，而就屬於文化之一環的傳統醫學來看，中醫發展便是遭遇著這種困境的一個實例。特別是在現代化論述高漲的二十世紀初期，當時陳獨秀即高舉「民主」（Democracy）和「科學」（Science）作爲新思想的兩面大旗，以試圖形塑出舊中國的缺陷以及新國家建立的重要標示，而這種「新思想」係深具著兩面刃，即「一方面主張西化，一方面反對傳統」（李雲漢，2001: 228）。結果在醫療體制發展上，不但西醫化的主張會日益高漲，而且反對傳統中醫的呼喊也將被擴張。

事實上，已有論者指出「這種被冠以『五四精神』的科學主義觀念與眞正的科學精神是相衝突的，它使人們的文化熱情膠著於『新與舊』、『進步與落後』、『中與西』、『傳統與現代』等時空範疇，而忽略對其文化特徵與本質的追問。」（王一方，2006: 75）也就是說，在忽略對既存文化特徵與本質的討論下，「橫的移植」與「縱的繼承」成爲兩種涇渭分明的發展圖像，並被冠上「科學／玄學、優／劣、文明／愚昧」等這般「新／舊」的文化論述景觀，以致在醫療場域上就如1913年當時的北洋政府教育總長汪大燮所說，「今日之衛生行政，乃純粹以科學新醫爲基礎，而加以近代政治之意義者也」，而「舊醫一日不除，民衆思想一日不變，新醫事業一日不向上，衛生行政一日不能進展」（引自吳基福，1980: 13）。其間存有「新醫」與「舊醫」之論述，即在突顯科學西醫和傳統中醫的區辨，從而打造出中醫在現代化過程中已不合時宜的觀感效果，直至1980年代，仍有論者依然認爲「今天，我們所謂『中醫』其實只是尙未現代化的舊醫」。（劉嘉

逸，1981）

因此自1930年代以來，即使中醫科學化思維如火如荼地被中醫改革派人士所開展，極端衛道的中醫界仍然充滿著不信任態度甚至完全抗拒，他們認爲「中醫不科學是要被廢的，即科學化亦被廢」（趙洪鈞，1989: 245），因爲「科學化」就是「西醫化」，亦即中醫被西醫所同化。由此觀之，在中醫現代化的歷程中，由「新／舊」論題所衍生出來的「科學化」和「西醫化」之關連態勢，使中醫發展呈現出相當大的問題與阻礙，這除了有來自西醫界的攻擊外，也包含著中醫界本身因看法紛歧所造成之對立堅持。鑒於此，爲說明近代中醫發展所可能接受科學化的趨勢，底下將先介紹民初的兩位主張中醫科學化的先鋒；再者，針對其科學化過程中是否能避免西醫化的發展危機，亦有必要就「科學化」和「西醫化」這兩個議題來深入探討。

貳、民初中醫科學化的先鋒

鑒於余云岫等人認爲中醫不科學而極力廢止中醫之情形，中醫裡的一些有識之士便力圖使中醫「科學化」來面對這種不科學標籤的衝擊，其中，陸淵雷便是提倡「中醫科學化」的先鋒，以企圖接合西醫理論來改造和發揚中國醫學。而另一位「中醫科學化」的先鋒即是譚次仲，他試圖把中醫科學化論述建構出一條具系統的途徑來發展。底下，本章將分別簡介這兩位「中醫科學化」的先鋒：陸淵雷與譚次仲。

陸淵雷（1894～1955）　是江蘇川沙縣人，他曾執教於暨南大學、南京國學專修館、以及持志大學等學校，關於他所提出之「中醫科學化」的主張，可在連載於當時《中國醫學月刊》1928年到1929年之「改造中醫之商榷」的文章中，整理出四個中醫科學化的主要觀點：（甄志亞編，1994: 436-437）

第一是必須「承認中醫療效」，然後再用科學方法來研究中醫的實效。他說「國醫所以欲科學化，並非逐潮流，趨時髦也。國醫有實效，而科學是眞理。天下無不合實理之實效，而國醫之理論乃不合實理。」這意謂著中醫雖然有實際的醫療效果，但是卻缺乏了西醫那種由實驗所建構出來的科學理論根據，以致在中西論爭中，中醫常會有理而說不通的無奈，進而造成連同治療效果亦被西醫所抹煞的困境。陸淵雷即曾以走路的方位判斷爲例來說明中醫這般困境關係，他說從上海到南京的路向，西醫會說「南京的方位在上海之西，應當向西走」，但是中醫卻可能說「南京者，南方之京也，欲到南京，須向南走」，然而中醫嘴裡說是向南走，實際上卻也依舊是向西行。

所以藉此類比之，可見中醫理論雖錯但治療卻不一定錯，然因有了這種陰錯陽差的事實，致使西醫在駁斥中醫的理論外，還索性地把中醫的治療效果一概抹煞掉。因此陸淵雷認爲中西醫學之爭會鬧得如此不可開交，其癥結就是在這裡，是故他主張中醫科學化的目的與任務，即在於「今用科學以研求其實效，解釋其已知者，進而發明其未知者，然後不信國醫者可以信，不知國醫者可以知，然後國醫之特長，可以公布于世界醫學界。而世界醫學界可以得此而有長足之進步。國醫科學化之目的如此，豈能徒標榜空言哉！」

第二是主張「中醫科學化必須吸收其他科學知識」。陸淵雷認爲身爲一個中醫者，如果只是知其然而不知其所以然，亦即不懂得醫學的學理，那他只能算是個醫匠而已，而不能稱爲是一位醫學家。所以他認爲中醫者若是不甘心只是做個醫匠，那就一定要懂得學理，如果要做一位醫學家，那就必須努力吸收其他科學知識，如生物學、物理、化學、數學等普通常識，同時也要知曉如解剖、組織、生理、胎生等接近醫學的科學，進而熟悉與掌握病理解剖、病理學、病原細菌、診斷等西醫學之原理。這種種都說明了他主張中醫科學化的方法和原則，也就是說，中醫學要科學化便必須吸收西醫學與其他科學知識才能成功，而決不能故步自封、自絕於其他科學。

第三是強調「要改造中醫，溝通中西醫，只有中醫能勝任」。這部分陸淵雷認爲若要溝通中西醫學就先要兼習中西醫學才可竟成，然而中醫的書籍經常是帶著文學色彩，使得被實驗科學影響的西醫者難以進入中醫學的世界，結果西醫者常不願去學中醫學，導致中西醫學的溝通產生困難。陸淵雷據此說明當時西醫的報章雜誌會常認爲中西絕不能溝通，可能就是因爲這個緣故，而在這般西醫不能通曉中醫的看法之下，陸淵雷卻又認爲中醫界的人物，除去那些不學無術的江湖醫生之外都深具著文學素養，而這些中醫者若能花費工夫去研究那些科學與西醫學，就不難溝通中西醫學了，因此他強調「溝通中西的工作，只有中醫做得，西醫卻做不起來」便是基於這樣的理由。

第四是主張「中醫科學化的方法，應從研究證候入手」。對此，陸淵雷認爲中醫用藥的標準，係只問證候而不問病名，所以同一種病卻可以先後用幾個藥方來治療，反過來說，一個藥方也可能可以適用於好多種病，結果在中醫的治療過程中，經常是只要把證候袪除了，其所要治療的疾病也同時就會好了。針對這種情況他即說：「若問是什麼緣故，仲景書中也沒有說出所以然來。好像是留待後人解釋的意思。吾們生當科學昌明的時世，對於這一點，就應當用科學方法去解釋他。第一步要研究這個證候，是身上起了何種特異機轉；第二步要研究這個藥方，爲什麼能袪除這個證候；第三步要研究這個證候袪除了，爲什麼害的病會全體好，這三步研究皆有了準確的答案，就成了一種有根據的學理，學理積得多了，從已知道的部分，推究到未知道的部分，于是乎仲景不會醫的病也會醫，古人沒有的藥方也會造出藥方來。這才是醫學上眞正進步。」

除了這四個中醫科學化的主要觀點外，陸淵雷還針對當時醫學界攻擊中醫學的種種言論來進行批評與駁斥，這期間他就針對那些「拼命地」要消滅中醫以及「好像要把中醫一口氣吞下」的少數華人西醫，統稱爲「奴隸派西醫」來彰顯其數典忘祖的崇洋媚外特質。

譚次仲（1897～1955）　爲廣東南海人，曾歷任梧州中醫學會會長，廣東仁愛醫院中醫部主任，以及香港保元中醫學校校長等。他對中醫科學化的必要性、可能性以及中醫科學化的途徑均做了一些比較有系統的論述，並自稱是「主張中醫科學改造最力之一人」。基本上，他對中醫科學化的見解和陸淵雷的主張相似，而其主要觀點則有下列三項：（甄志亞編，1994: 438-440）

第一是關於「論中醫科學化之必要性」方面，譚次仲在其〈論中醫科學化之必要〉一文中，便有指出中醫不科學化必漸失國人信仰、中醫不科學化就永不能與衛生行政融和、中醫不能順應潮流及認眞從科學來革新就永不能加入教育系統、以及中醫若不改從科學就沒有提升自己的可能性等。另外，他還表示「欲保存中醫，就不能不從科學立實基礎，力圖改進。若空言提倡，或誇僞輔飾，不講改進辦法，是決要失敗的！」以上這些說明，就是譚次仲所稱中醫必須科學化的種種理由。

第二是關於「論中醫科學化之可能性」方面，這裡譚次仲係從中外醫學史的角度來論述中醫科學化的可能性，他舉例說「人類本是相同，智能相去匪遠，彼亦醫也，我亦醫也，彼能進于科學，我何嘗不能進于科學，諸君試一讀歐洲醫學史，古代醫事操諸僧侶，正合著我國的巫醫同源，後來附會風火地水與正副磁氣來解釋醫理，正合著我國的陰陽五行，最近數百年來，雖然經過許多曲折艱難，卒之能完全建築于以解剖實驗爲基礎的科學光明大道上。這豈非我們今日最好的借鏡。……況且他們先行，我們跟後，規模矩矱，已極現成。中醫若要科學化起來，當然比較西醫容易萬萬倍。總要諸君能下大決心，則前途成就，必卓有可觀」。

第三是關於「論中醫科學化的途徑」方面，譚次仲便曾經講過「中醫欲臻科學，必當取妥善之途徑」，以致他專寫了〈中醫科學改造之途徑〉一文來對此詳加論述，而文中並主張以「理眞效確」四個字來做爲重整中醫之準則。其間所謂的「理眞」是指解剖學、生理學、細菌學、物理學、化學、病理學、藥理學等，而「效確」是指國醫療法，關於具體的措施，他即提出「其道有二：一則設醫藥編輯所，搜集全國有科學知識之中醫主其事。編纂適于現代不背科學之國醫新籍，力求能與現代生數理化等學融會貫通，沆瀣一氣爲目標，……其次，則設實驗研究所，作大規模之中藥試驗，以闡揚光大國藥在科學上之眞價值。」

綜上所述，譚次仲改造中醫的主張，儘管存在一些含混不清的認識和牽強附會的地方，但是他的思想與具體計畫皆可補充和發展陸淵雷的中醫科學化思想。而譚次仲最値得讓人稱道的是，他曾經明確表示過「吾反對廢止派，吾尤反對保守派者」，以堅持他的科學化改革主張。

儘管陸淵雷和譚次仲做爲科學化的先鋒，從而率先提出與系統論述了「中醫科學化」的主張，但是他們的主張卻常因隱諱不明而受到相當程度的質疑。李經緯（1998: 334）便有提到陸淵雷等這些改革派人士，在他們承認「西是中非」之下必然將導致「取西捨中」的結果，這就是西化（或歐化）思潮的中醫科學化景象；而甄志亞（1994: 439）也認爲，譚次仲所講中醫科學化的可能性尙不大明確，甚至其間更含有中醫科學化即西醫化的意思在內。由此可見，爲對抗西醫投以不科學中醫的攻擊，中醫科學化確實是一條可行的發展道路，然而在接受科學影響的過程裡，卻也容易受到西化或西醫化的浸染，以致在中醫科學化的發展之初，就開始被某些不認同的中醫界或西醫界所質疑，像是李經緯對此即存有著相當程度的不信任，他說：（李經緯，1998: 341）

> 持「中醫科學化」論者認為天下真理只有一個，主張統一中西醫理，並用科學方法從「實效」中求「實理」。從方向上看這是不錯的，但他們誇大了中醫理論的謬誤，並把西醫學作為終極真理，忽視了西醫理論本身的局限性，沒有看到中西醫理的統一需要中西醫學和科學的共同發展，因而他們的「中醫科學化」終歸等同於中醫西醫化，這自然是行不通的。

是以，中醫科學化和中醫西醫化的問題必須更進一步地釐清，如此方能解脫兩者易於混淆的狀態，這般釐清的益處係一方面可避免科學化即西醫化的誤認，另一方面則可能眞正點出中醫發展的有利方向。因此在「中醫科學化」思潮由二十世紀三十年代初一直延綿至五十年代的風行之下，實有必要持續去歸整與分析各種科學化論述來找尋出一條適於中醫發展的康莊大道。

參、科學化？西醫化？

廣義視之，文化即是一種「人類生活方式（way of life）的總和」（Jary, David & Jary, Julia，1991），其體現在人們的日常活動中且深具著傳統價值的影響，然而文化也存有一種解放的職能，能夠順應與吸納外部社會環境的變化而調整之。（謝高橋，1989: 186-187）所以一個特定文化的發展，經常是在「縱的繼承」之基礎上來面對或接受「橫的移植」之浸染，因此不管這般浸染力道是如何的強勢，其文化的繼承與移植必然會交纏與共存，進而開展出自身獨特的文化發展經驗。

就此而言，中醫發展亦存有這般的展現，同時也必然會隨著社會環境的變遷而調整其內涵，如王一方就曾將中醫的發展分爲古代中醫、近代中醫、及當代中醫之別，並指出：（王一方，2006: 63-64）

這三個概念的本質差別在於知識的純潔性方面，18世紀之前的中醫純潔性相對高一些，可理解為「自然哲學傳統加經驗主義積累」特色的傳統醫學，而近現代的中醫則必然順應東西方文化大撞擊、大交流的潮流，走向雜合與多元。嚴格地講，「20世紀的中國醫學」不僅只包括傳統中醫的部分，還應該包括源於西方，但如今在中國落户，被相對本土化的現代醫學，以及中西醫學在溝通中部分融合的創新醫學。

依此之見，可得知中醫發展有其自身的獨特脈絡，也就是從傳統中醫到現代中醫的科學化演進，而非如西醫化者所主張是一種從舊醫（中醫）到新醫（西醫）的斷裂式轉變。

當然，從中醫現代化的歷史回顧中也可看出科學化與西醫化這兩股發展取徑的論戰與衝突。依李經緯對二十世紀初期西醫傳入後所形成之中醫思潮發展取徑的分析，點出係存有著四種思潮的分類，即匯通思潮、參合思潮、歐化思潮、及保存思潮，而其思潮內容和其代表人物可以下表明列出：（整理自李經緯，1998: 328）

表　民初中醫發展思潮之分類

思潮類別	匯通思潮	參合思潮	歐化思潮	保存思潮
思潮內容	認為中西醫相同，力主溝通二者。	認為中西醫不同，中西醫各有是非、優劣、長短，主張參合中西醫，取長補短，擇是而從。	認為中西醫不同，西是中非，西優中劣，主張廢棄中醫、發展西醫或中醫西醫化。	認為中西醫是兩種互不相同而相對獨立的醫學體系，主張中西醫並存，獨立發展。
代表人物	張錫純、丁福保	朱沛文、周雪樵	余云岫	惲鐵樵

依此分類之思潮內容可明顯看出，除了保存思潮係屬主張中醫衛道傳統的發展外，另外三者皆可歸爲中醫現代化思潮之分派，其中之歐化思潮便是屬於西醫化的發展取徑，而匯通思潮與參合思潮則是屬於科學化的發展取徑。

是以，儘管西醫化仍關連著科學化的層面，但中醫科學化不必然等同於中醫西醫化，因爲中醫科學化係包含「橫的移植」與「縱的繼承」兩面向，而非以「橫的移植」來取代「縱的繼承」的單向呈示。或許這就如鄢良對今日中醫發展之期望而所稱，「中醫現代化的結果不是將中醫變成目前的西醫理論，而是產生比目前的生命科學和醫藥學更進步的未來的現代科學理論。」（鄢良，1991: 43）因此，爲延續及張揚中醫的發展命脈，中醫科學化將是一條必經之途，而在這條路途上所必須注意和避免的即是可能被西醫化的危機，也就是用西醫標準來度量中醫所可能造成的諸多危機，對此著名的漢醫學者Manfred Porkert即認爲「應該用現在科學的標準，不應用僅適用於西醫的方法來評價中醫」。（引自王敬、陳能進，1991: 113）

那麼「現在科學的標準」所指爲何呢？這也許可以王鍵（1991: 142）指出中醫發展所需要的「科學方法、先進技術和現代化設備」三個基本保障來識別出。所謂科學方法，一般即指數學計量、形式邏輯、以及實驗等方法，這些方法亦是向來著重經驗實效的中醫學所欠缺的，所以民初首先提出中醫科學化之改革主張的陸淵雷，即開始強調要以包含西醫理論在內的各種自然科學知識來研究中醫。（許樹強，1991: 88-89）這是一種在「縱的繼承」之基礎上援引「橫的移植」之改革方案，並且更可能讓長期遭受西醫衝擊頗深的中醫發展開創出一個向上提升的新契機，如廖育群（2006: 45）在其〈科學對中醫的影響〉一文中即有指出：「近代西方科學也是一種文化，他本身不會摧殘中醫，而只會爲中醫發展帶來新的契機與支持。」而陳勝崑（1982: 122）亦有言：「如果傳統醫藥是中國文化的一大寶藏的話，我們希望把中醫藥研究或昇至科學的分析層次，唯有如此，才能在這寶藏中進行無窮盡的挖寶工作。」

另外就先進技術和現代化設備來說，「多學科」的協作研究及科技交流將是中醫學發展的趨勢。沈福道（1993: 1）在其《中醫與多學科》一書裡開宗明義即說：「所謂中醫多學科研究，就是運用現代科學的理論和方法、技術和手段對中醫學進行多科學、多層次的深入研究。」其間諸如生物學、物理化學、數學等自然科學知識的引入，以及控制論、訊息論、系統論等技術方法的運用，這皆可使中醫科學化過程得以擺脫西醫化的侷限，何況西醫學也必須與其他科學相合作方能取得先進技術的發展，對此關前（1991: 6-7）便言稱「多學科的理論、知識和技術論證了中醫理論的科學性，中醫研究方法可行性，並促進了中醫新興科學的建立。」

再由此推之，多學科技術的引用勢必讓中醫得以接觸到現代化設備，這係中醫科學化之一體兩面的進程，也破除了現代化設備爲西醫所專屬的迷失，其實長期支持中醫發展的陳立夫（1980: 27）早有此見，他說「西醫今日所用的一切工具和材料，大部分爲其他科學專家所發明，非西醫可自詡爲獨有，中醫儘可使用，蓋凡能有助於望聞問切者，均應學習與應用，此即所謂迎頭趕上，以助益診斷之功能也。」同時，亦有論者直言「應用一些現代儀器更不能說算是西醫化」（王敬、陳能進，1991: 114）

所以，多學科的運用是中醫科學化的形塑之徑，如此不但可擺脫中醫西醫化的桎梏，更可讓中醫在其現代化過程中得以快速的發展，這或如沈福道（1993: 16-17）對中醫發展之可能性的期許而說，

> 我們仍應清楚地看到，目前中醫發展還是相當緩慢的，許多理論還模糊不清，有待我們盡快作出科學的解釋，這就要求我們必須從中醫的各個方面去對它進行重新認識和研究。我們認為，動員多學科的力量和技術對其進行探索和研究，將有助我們對生命科學的認識不斷趨於深化。

綜觀之，歷經現代化過程的洗禮，中醫發展主要係呈現著科學化和西醫化這兩個方向，科學化是建基在以中醫發展爲主體的模式上來吸取西方科學經驗，其反映出多數中醫界對自身的改革欲求，而西醫化則是呈現出一種去中醫化模式之「捨中求西」的醫學殖民，這除了少數中醫的支持外主要還是西醫界

對中醫發展的看法與訴求。因此西醫學雖然也同屬於科學之一環，但科學化決非等同於西醫化，所以中醫科學化是中醫發展的一個出口，也是中醫未來能夠與西醫並駕齊驅甚至是超越西醫的一條康莊大道。

然而在近代中醫發展的進程上，科學化和西醫化問題一直是糾纏於中醫界自身以及中西醫之間的諸多論爭中，這除了呈現出其對科學化和西醫化在意義區別上的模糊不清外，也對中醫發展在面臨西醫強勢的影響下產生相當程度的不信任感。特別是在西醫所主導的國家醫政場域裡，以西醫發展爲思考導向的醫政佈局，更令中醫界對自身的科學化過程充滿不確定性，這除了容易造成其在發展上落入西醫化的困頓和扭曲，更可能因此而促使由西醫來主導中醫的發展方向。

肆、國外中醫發展的科學化及其問題

早在秦漢時期，中醫即已跨出天朝國界而往外散播和發展了，特別是周遭的韓國、日本、以及越南等國度，都相繼地接受中醫的醫療模式爲其治病養身的主體。到了近代，由於中醫科學化的開展以及隨著華人的世界性散播，中醫更傳遍了世界各大洲並且成了各地另類醫療的模式之一。底下，本章將以中醫在美國、日本、及韓國的發展，來簡單說明中醫在該地的科學化情形以及所可能面臨的一些問題。

中醫在美國的發展　隨著華人或華裔人士的增多，已逐漸地成爲華人社區常態性的醫療模式，同時也引起了愈來愈多的美國醫學界人士的興趣和重視，特別是在1970年代，由於美國衛生保健系統的缺失以及現代化學藥品對人體的諸多副作用，慢慢使得美國的不少人士喜歡找尋中醫療法。據統計，到了1980年代末期，在美國已有中藥店和各類中藥保健食品網約1.3萬餘家向政府註冊，甚至有資料表明，早在1980年代中期時便至少有80%的美國人在病中服用過中草藥了，如1985年美國進口中草藥總重量就已達8,090,731磅之多。即使如此，若與針灸的發展相比，中草藥的發展程度尚還遠遠不及，因爲在美國的中草藥只能隸屬於針灸之下，早在1973年時內華達州便最先承認針灸的合法性，而1980年在德克薩斯州南部還制定了研究針灸的權利之相關條款，到了1986年全美國已有13個州准許醫生進行針灸治療，1987年更有2,500餘名經批准合法的針灸師開始執業了。另外，在中醫學教育方面也陸續有針灸、中醫學院等二十餘所成立，而其中的十六所已向政府正式註冊並且每年可招生近千人，像是美國的加州州立大學自1984年起即設立有中醫學及針灸等博士課程。

儘管如此，在科學西醫的醫政支配下，美國官方仍視中醫爲一傳統醫療模式而已，甚至中草藥在美國也僅屬於食品類而不屬於藥類，從而限制了中草藥的發展。以中草藥來說，儘管其臨床效果已逐漸地被證實，但在美國，從整體上看來仍是對中醫持反對或歧視之態度，就如同有人說美國是一個向「單一藥片」發展的社會，因此美國某些專業人員便會用對待化學藥品的檢驗方法來對待中草藥，如必須說明中草藥的成分、藥理及和西藥類同的臨床實驗說明等，這般比擬西醫藥標準的處理方式，便容易使得中草藥在離開華人社會時就變得很難生存了。再以針灸來說，這種針刺在美國的推廣同樣絕非一帆風順，因爲美國醫學會對傳統的針刺技術大都採取歧視、排擠的政策，同時美國聯邦食品和藥物管理局（FDA）也規定針刺用的針係屬於研究用的醫療工具，而只能在特定環境下由醫生嚴格控制使用，甚至直到今天，美國國會也還未通過立法將針刺列入聯邦醫療照顧體制中。可見之，雖然中醫的科學化使其傳播進入了美國社會，並得到相當程度地發展，但是在西醫醫政的管控之下，中醫仍只是另類醫療的一環而被歸爲傳統醫療模式之中而已。（李經緯，1998: 342-348）

中醫在日本的發展　已有其悠久的歷史淵源，然隨1860年代所進行明治維新的西化運動後，中醫便受到相當程度的抑制，直到二次戰後中醫方能逐漸地恢復。然而自1980年代起中醫學便迅速獲得發展，因爲日本政府對中醫學的應用和研究已充分給予支援和關注，譬如首先在醫療政策方面，日本的厚生勞動省除規定大部分漢方製劑可以享受醫療保險外，還規定針灸費可部分從醫療保險中支付，另外也同意在西醫院內開設東洋醫學科；其次在中醫學教育方面，日本文部省正式行文成立世界第一所正規的針灸大學（明治鍼灸大學），使日本中醫學得以納入日本的國家教育之列。

根據統計，日本從事中醫學爲業者有一萬五千人左右，而從事針灸、推拿的人數約十萬以及從事中醫藥研究人員約三萬，另外根據1991年的一項民意調查中顯示，日本民衆在醫療保健方面有79.5%的人認爲中醫藥治療慢性病有效，而有65.6%的人則認爲中醫藥能夠促進健康長壽。事實上日本國家醫療保險制度自1976年開始，厚生勞動省就正式通過將漢方濃縮中藥製劑和針灸列入保險給付，給付範圍從原先的四十個漢方方劑逐漸開放至二百一十個漢方方劑，到了1981年更增加至六百多個，更甚者，近乎70%的醫師曾使用過漢方顆粒製劑給病患，或者是西藥加中藥來合併使用。最後在中醫學研究部分，日本中醫學專業研究機構就有十多所，而且在四十四所公私立藥科大學或醫科大學的藥學部都設有生藥研究部門，同時也有二十多所綜合性大學設有漢方醫學研究組織，足見日本的中醫學發展係相當的蓬勃。

然而，在日本並沒有爲中醫藥設立專門管理的政府機構，整個國家醫政係操之於西醫手中並由西醫來主導中醫藥的發展方向，這是因爲日本至今尚無專門培養漢方醫師的大學，以致所謂的漢方醫學專科醫師實際上都是「由西學中」的醫師所構成，而這些醫師也多在綜合醫院的漢方診療部科工作或自行開業。目前日本管理中醫藥行政的最高政府機構爲厚生勞動省，而且純粹是一個西醫醫政的組織結構，這種情況也可以從日本的「醫師法」中沒有獨立的中醫師資格條文來看出，因爲這促使了中醫機構大都需要設立在西醫機構之內，以便能符合

「醫師法」的規定與要求。由此觀之，即使日本是世界上使用中醫藥最多的國家之一，其中醫科學化亦有一定的發展程度，但是國家醫政的構成依然仍是西醫模式。（張永賢編，2007: 541-549）

中醫在韓國的發展　係與日本一樣都有悠久的歷史淵源，而到了十九世紀西方醫學被引進之後，西醫與中醫制度便並行而立，二次世界大戰之後，韓國重新建立醫療衛生管理體制並於1951年10月頒布了「國民醫藥法令」，來明確規定中醫與西醫地位相同且應享受相同待遇，所以該法令實際地範定了中醫的合法權力和地位，其中也包括1914年就開始執業行醫的草藥醫生。此外，韓國政府亦將中醫師的養成教育體制納入大學高等教育之行列，目前韓國境內就有六間漢醫科大學來負責培育中醫師人才。

自從1972年起韓國便無相當於我國之中醫特考，中醫師資格取得的方式只能經正式醫學教育一途，而且當取得中醫師資格後尚須施以一年全科實習醫師訓練及兩年專科訓練方可執業。基本上，韓國中醫的醫療行爲須由持有政府執照的中醫師執行，這些中醫師可在中醫院或診所開業行醫，而且韓國法律亦規定禁止西醫院或診所作鍼灸或漢醫投藥等醫療行爲，由此可知，韓國目前尚是中醫及西醫界線分明的狀態。據統計，1980年韓國領取執照的中醫學醫師有3,015人，1985年增加到3,789人，目前已有5,000餘人，而中醫醫院和診所在全韓國約有3,600多家，其中設備較好的中醫醫院就有24所，如慶熙大學在首爾設立的附屬中醫醫院便是一例。另外，根據韓國保健福祉部於1999年發布的韓國1998年「健康與福利統計年報」中指出，韓國擁有中醫師9,914名、中醫醫院107家、地區性的中醫診所6,590家，合計中醫醫療機構6,697家，可見中醫在韓國的發展已見欣欣向榮的模態。

雖然韓國將西醫與中醫制度並行而立，表面上中醫在國家醫政上已具有合法權力和地位，然而在西醫優勢的醫政影響層面下，中醫仍舊處處呈顯劣勢跡象。譬如在韓國有西醫學院及西醫醫院，有西醫師用現代醫藥爲民眾防治疾病；也有中醫學院及中醫醫院，有中醫師運用中醫方藥爲病人服務，但二者卻不能兼通，也就是西醫師不能使用中醫藥方或針灸治病，而中醫師也不能用西醫及西醫診療模式，當然如果取得雙學位的醫師則除外。這般情景若從現實來看，韓國現有總人口四千萬，醫師有三萬五千人，而中醫師卻只有四千位，這種不成比例的中西醫療執業狀況，早已彰顯著中醫發展的窘境，再者，雖然中醫爲法律所承認，但其實際活動及地位仍受限制，譬如在公立醫療機構中的工作者主要是西醫師，而中醫師卻只能在非政府醫療機構或私人診所任職，而且中醫師必須經過考試才能擔任衛生管理工作，但是西醫師卻只需經協商即可擔任中級衛生官員，這種種情景皆可透露出國家醫政的西醫偏向。（張永賢編，2007: 404-442）

伍、結語

在中國現代化於各知識文化界如火如荼的開展下，當面對西方科學醫學的衝擊時，中醫科學化便成了化解這般危機處境的可能性議題，而在這過程中，最先提出中醫科學化主張的即是陸淵雷，另外將中醫科學化途徑進行系統論述的便是譚次仲，這兩位都可被標示爲民初中醫科學化的先鋒。然而當檢視他們的科學化論述時，卻讓一些論者認爲該科學化主張及其系統論述皆存有著西化或西醫化的質疑，以致後來的中醫改革者紛紛發展出一些不同的論述思維出來。

科學化？西醫化？長期以來即是中醫發展過程的一個問題，然而這問題又常會陷入一種糾結混亂的情境中，亦即把科學化與西醫化混同而論，造成中醫與科學難以交集甚或無可能交集的印象，致使中醫發展經常在「科學化即西醫化」的窠臼中猶豫不決或甚至裹足不前，同時也不時地因此而遭受西醫的嘲諷和阻礙。所以，釐清科學化與西醫化的分際，應是中醫發展的首要之務，如此方能理出一條明晰的前進之道。

本章的研究認爲，從西方現代化的歷史來看，西醫不過是構成整體科學的一環，所以西醫並不等同於科學，因爲西醫本身也有自己的科學化過程，過程中也需要其他學科如數學物理及生物化學等的知識支持和技術支援。同理視之，中醫的科學化是中醫發展的目標，所以在成爲科學之一環的過程中亦需要其他學科的知識和技術協助，因此在科學化的歷程中，西醫發展和中醫發展只有程度高低之區別，而不是斷裂式地從中醫邁向西醫的進化關係。

綜此觀之，中醫的科學化即指由傳統中醫發展爲現代中醫之過程，並且是以中醫爲主體而引進其他學科之知識和技術的發展方式；而中醫的西醫化則是對西醫取代中醫過程的指稱，亦即是一種去中醫化且以模擬西醫或改以西醫爲主體的發展方式。所以中醫的科學化並不等同於中醫的西醫化，並且中醫的科學化才是中醫發展的出路，而中醫的西醫化常會使中醫發展陷入困境，甚至可能開啓自身的終結之門。

在釐清科學化和西醫化的界線之後，中醫科學化的道路才能走得更爲平穩，然而因國家醫政都由西醫所把持的情況下，中醫的發展之路依舊可見佈滿荊棘。這種情況亦可先從國外中醫發展的概況中看出，像是當我們窺視了中醫在美國、日本、以及韓國的發展過程後，便可粗略地識出中醫科學化的發展與困境所在，也就是說，即使各國對中醫的科學化推行不遺餘力，但是在西醫醫政的當道之下，中醫發展仍在各國受到不同的局限。這種情形，其實也可用來推論或預測臺灣中醫發展的景象，特別是自日治時期或國府統治以來，西醫即一直是掌握著國家醫政的重要勢力，以致中醫發展便存有著危機處境，像是中醫的科學化過程就不斷地遭受西醫醫政的西醫化導向。

因此，臺灣中醫科學化的首要之務便是必須擺脫西醫化的桎梏，同時提高中醫醫政層級並付予獨立和實質的職權，來營造中醫發展有利的科學化環境，這環境包括對國家醫療政策的介入，以及普設中醫學教育和研究機構，如此方能確保中醫科學化的順利進展。所以就如同中醫彭友枝所述，中醫未來的發展成功與否係有兩個重要的前提：（蘇三稜、蔡新富編，2003: 78）

> 第一，中醫教育與中醫部門必須有健全而完整的制度。將來如果各醫學院皆有中醫學系，甚至有國立中醫大學、研究中心的成立，使中醫師的教育兼具傳統與現代專業的水準。學生畢業後可在全省各醫院臨床、看診，才能使中醫邁向科學化、中西一元化的理想。
>
> 第二，中醫界必須有兼具中醫專業與政治能力的領導者，才能夠在政治界、制度面為中醫爭取發展的空間，提昇中醫行政體制的地位。唯有如此，中醫才具備立足臺灣邁向全世界的條件。

其實在邁入二十一世紀的今日，醫療人權的概念已逐漸成爲世界各國憲法中之人權保障的一環，而臺灣在1992年的憲法增修條文中，其第十八條亦有明列「國家應推行全民健康保險，並促進現代和傳統醫藥之研究發展」的說明，可知中醫發展已受憲法所保障。更甚者，當世界衛生組織（WHO）在2002年所提出「2002年至2005年傳統醫藥全球策略」來建請世界各國將傳統醫藥納入國家醫療規劃，以及在2004年所發表「2004年至2007年全球醫藥策略」來明確表達傳統醫學應納入國家醫藥政策之論述時，臺灣中醫藥地位更應當獲具了世界潮流的正當性保證。

所以中醫科學化是屬於一種「時代之趨」，儘管它仍持續經受著各種困難與挑戰，但有論者還是深切地指出「面臨挑戰，結合傳統醫藥與現代科技，才能繼承和發展中醫藥，積極培養優秀人才和研發，以實證醫學作爲基礎，建立知識經濟的機制，二十一世紀是生物科技世代，也是中醫藥發揚光大的契機。」（行政院衛生署中醫藥委員會編印，2005: 381）而如何把中醫發展之這般「橫的移植」與「縱的繼承」做有效的整合，亦將是國家醫政的一項智慧考驗。

第三章

中醫發展的方法建構

壹、前言

在一場臺灣醫療史的討論會上，筆者受邀發表論文，在最後的座談會中，一群臺灣醫療史研究者接受在場與會學者的提問，其間有一位學者便提出這樣的質疑，他說聽了這整場的會議，都沒有相關臺灣中醫發展的討論，難道臺灣醫療史中不存在中醫的部分嗎？這個質疑引起了在場人士的議論，儘管幾位報告者做了一些回應，但是此問題卻烙印在我的記憶裡，每每在回想這場討論會時，我一直思索著：中醫在臺灣醫療史中的位置如何？就論述醫療史的主體（西醫）時，中醫似乎成了他者（The other）？難道中醫沒有自己的發展歷史嗎？

對於這樣的質問，也許有必要回到「歷史」（history）這個意涵來檢視。一般認爲歷史是「再現」（representation）過去的陳述，透過史學研究者的鋪陳，過去得以和今日交會，於是在此般觀點下，以西醫爲論述主體的臺灣醫療史作品，可說是再現了數百年來臺灣醫療的發展圖像。但是，如同上述的質問，中醫發展的相關論述卻鮮少出現在這樣的作品中，但就實際上而言，中醫在臺灣社會的歷史發展過程確實擁有一定的地位，即使到了今日，中醫依舊是社會大衆的醫療選項之一。

是以，若說歷史是再現了「過去」（The past），那麼這個「過去」是歷史的全貌嗎？亦或只是特定關連的「過去」

而已？其實在史學上對歷史的這種「再現過去」之功能而言，已有一些不同的看法，像Keith Jenkins（1996）就直接指出「歷史」就是「歷史編纂」（historiography），是由史學研究者所建構出來的一套過往的圖像，用以說服他人和自圓其說的組合，在他的論述中，歷史不同於過去，而且也不可能「再現」過去，因爲過去的特定時空環境全貌是無法由史學研究者用歷史來完全掌握，以致歷史只能是史學家的「製作」（making），而非「再現」。

如果是這樣，那麼接下來的問題便是史學家如何「製作」歷史？這般觀點可從兩個面向來看：一個是Max Weber（1949）的「價値關聯」（value relevance）面向，一個則是「權力」（power）的面向。就「價値關聯」而言，從過去中選取何種研究做爲製作歷史的素材是涉及研究者的價値選擇，這可能跟研究者的生命經驗有關，或是其長期關懷的社會事實有關，導致研究者會偏好某一事件或議題來進行歷史的「製作」；而就「權力」而言，係意味著研究者著眼於社會優勢者的視野來進行歷史的建構，這可能是限於資料的取得多爲優勢者在之前所造作，以致如Steven Giles所認爲「對於過往的了解，總是（always）透過先前各種解釋的一層層沉澱物，以及透過先前／當前之說明論述發展而來的種種解讀習慣與分類所達成。」（Jenkins, 1991: 11）當然，這也可能直接源於社會優勢者的要求。

因此不管是「價値關聯」或是「權力」面向，歷史的製作必然涉及史學研究者的主觀意識存在，而其歷史事件的擇取更端賴於價值選擇，無怪乎Kirsten Hastrup（1992: 7）會直說歷史中之「『事件』（Events），並不是藉由它們的客觀屬性，而是藉由它們對一個特定文化組織的觀點所具有的重要性，來加以登錄和界定的。」或者就如Jenkins（1991: 17）所點出「特殊的社會形構（social formations）要它們的歷史學家傳達特殊的事物」，而傳達的立場也多是有利於社會系統內的優勢階級。由於觀之，歷史已不是再現過去的歷史，而毋寧是史學研究者自己所建構、重組的歷史罷了，所以Jenkins（1991: 26）便定義歷史為：

> 歷史（history）是一種正在變化的、問題置疑的論述、表面上是有關這世界的一種面相。過去（The past），它是藉由一群專注於當下思維的工作者所生產，而這些工作者在認識論、方法論、意識形態以及實踐位置上以相互認知的方式來進行他們的工作。同時，他們生產的作品一旦流傳出來，便會在無限的邏輯推演下被一連串的使用和濫用，然而實際上這些通常都會與一系列存在於任何既定時刻的權力基礎相符應，並且是沿著一種從支配中心到邊陲的光譜來構築與分佈這些歷史的意義。

貳、歷史的他者

Michel Foucault（1980: 81）在討論他所謂「眞理政

權」（truth regime）的觀點中，即指出眞理具有權力效應，因爲它是一套製造、管制、分配、操作聲明（statements）的常規程序系統，所以眞理就是一個政權。由此觀之，歷史所欲再現出的眞理，實是一種眞理政權的產出，是試圖透過權力效應來達到眞理的宣稱，可見歷史不外是一種權力操弄，因此眞理並不代表眞實，而毋寧只是關於衆多論述在經濟和政治作用上的戰鬥。是故，歷史不是一致且單一的，我們習以爲常的那種具時間一貫性的歷史認知，實是權力效應的後果。倘若我們跳脫出這種單一歷史（history）的看法，歷史事實上是「諸歷史」（histories）或是「各個歷史」（separate histories）的總稱，因此就歷史編纂的角度來看，過去係存有著衆多的歷史。

針對一般被熟知的歷史景觀，係經由一致且單一的事件連結形構出我們對過去的想像，於是歷史就成爲理所當然的那樣，而其間的權力效應也被遮掩了起來，進而使我們確認和誤認了過去的整體圖像，並且獨攬了對一個時代的統一說明。然而Foucault（1993: 94/1972）卻反對這種歷史看法，他說：

我們必須質問那些現成的綜合，那些我們通常不加細察而視為當然的組合，那些自外表看來合情合理的線索；我們必須掃除那些我們通常用以連接人與人間之話語的形式及隱晦的力量，它們必須自其所盤據的黑暗中被驅除。

事實上，Foucault就強烈批判歷史學這種大一統的知識論，這種知識論為維護它的連貫性必然會排除各式不連續的系列或隙縫，並且「似乎怕我們在當代思潮外會再想到其他（other）的一樣」（Foucault, 1972: 81）。而Foucault看待歷史的策略，便是從這「他者」的方向入手，如對向來被歷史論述排除於外的瘋癲、醫院、監獄之他者來進行歷史的述說。

在Hastrup所編的《他者的歷史》（Other Histories）一書裡，即是就歐洲歷史中心主義之外，開啓許多其他社會的歷史建構，並且指出這些社會均有屬於自己的發展歷史，只是不被納入歐洲歷史的時間序列中，這些社會過去都被視為是歐洲的「他者」，而如Hastrup（1992: 2）所言，這些「『他者』已經從『我們的』歷史中排除出去，同時被放置在一個完全不同的時間裡。」由此可知，他者不是不存在，而是存在一個被排除的時空中，這個時空係因其差異（difference）特質而被優勢權力所放逐，是主流歷史刻意遺忘的痕跡，說他是痕跡是因為他隨時可能暫時地被拉進主流歷史裡來，從而做為「一致／差異」的對比或是襯映歷史一致性的光輝，隨之他又會遺忘。

現實上，他者的歷史經常被用來證明主流歷史的優勢存在，就如同Anne Knudsen所說，「現代性關於過去（the past）的意象，是由進步的、擴張的、以及生產歷史的中心所構成，而其周圍是由一些傳統的、不變的以及被生產的文化邊陲所環繞之」（Hastrup, 1992: 84）。亦即，歷史經常被建構成一種向上發展的特徵，因此在現代性的氛圍裡，主流歷史係串聯出代表著現代與進步的文明過程，而不符合這種過程即被歸入傳統和墮落的他者類屬，該類屬要不是被用來證明主流歷史的優勢性，就是被攻擊或忽略之。可見主流歷史需要有權力的支持，而這種支持也意含著他者的不可或缺。

就主流歷史和他者的權力關係來看，Foucault（1990: 95）認爲權力必然伴隨反抗，因爲「權力關係的存在是依視著一種多方的反抗點：即在權力關係中，這些反抗點扮演著敵人、目標、支持或把手的角色。在權力網絡中，這些反抗點是無所不在的。」這說明了他者在歷史中確實存在，而對他者的理解亦必須從對權力的反抗過程中方能彰顯出來。所以歷史的他者與主流的歷史一樣，都是過去所發生過的一環，然不同的是，歷史的產出通常是透過主流權力的建構，而且是在排除他者的過程中被製造出來，但同樣地也是在這般權力的建構過程中，他者得以進入歷史而被認識，甚至成爲歷史的構成之一。

Hastrup在推薦他所編的《他者的歷史》一書時，寫了一段相當生動的說明，他說：（Hastrup, 1992: 11）

> 直到最近，啓蒙運動所追尋那種被Whitehead稱為「許多中的一」（One in Many），仍主導著歷史研究並讓我們相信就只有一個現代的、直線的、以及累積的歷史……。《他者的歷史》展示了這個相反面：即在一中仍維持著許多（there remain Many in the One）。

這本書欲顛覆的即是一般所熟知的主流歷史，同時建構出他者所具有的歷史觀，以證明歷史不是只有一個，而是存在著衆多的歷史。由此觀之，歷史的他者是不可抹滅的，儘管歷史只能是歷史編纂，但爲能更瞭解過去，他者的歷史也必須被製作出來。

因此從這觀點來說，在以西醫爲主體建構的臺灣醫療史中，並無法彰顯過去臺灣整體的醫療發展圖像，而中醫做爲醫療史中的他者，長期以來是被用以證明西醫的優勢性，甚至是被攻擊或忽略之，導致臺灣的中醫發展缺少了自身的歷史。但是從明清時代漢人入臺的拓展史可知，中醫一直存在於民間社會，至今亦是臺灣多元醫療體系之一環，所以中醫有其「過去」，從而也必須被建構出它的「歷史」。然而長期做爲歷史的他者，而且在西醫醫政的長期支配下，中醫的歷史如何被建構呢？

這便是本章最後的一個目的，即找出探討臺灣中醫發展歷史的切入方法。而這個方法所側重的，即是以西醫和西醫醫政做爲參照對象，在歷史建構的權力關係中來尋求一種中醫發展的討論方向，此係因爲在既有臺灣醫療史的作品中，中醫多半不被當成論述主體，倘若它被載入史冊裡，卻多可見諸其經受西醫權力關係的對待。因此在這般狀態下，建構中醫發展的歷史，便自然會偏向中醫對西醫或西醫醫政的反抗史來入手。所以在進入這種方法建構的歷史之前，實有必要先就臺灣醫療史的相關書籍進行分析，來整理出其間之有關中醫論述的鋪陳與權力意涵，從而突顯出當前醫療史對臺灣過去醫療發展論述的偏頗與不足。

或許就如同Jenkins（1991: 25）在其《歷史的再思考》（Re-Thinking History）一書中所指明的，「去解構別人的歷史，是建構你自己的歷史的先決條件」，也就是只有先對既存歷史進行拆解，找出觀察方法並建構之，才能爲新的歷史論述創造一個有利的環境；另外在他的另一本書《歷史的再形構》（Refiguring History）中也提到，「我們能夠以及總是在切割出適合我們自己的過去」（2003: 29），來構造一部新的歷史。而本章的任務，即是在分析當前臺灣醫療史文本裡相關中醫論述的部分，同時也在進行建構一種討論中醫發展的方法策略。

參、三本臺灣醫療史文本的中醫論述分析

就目前已出版之較完整的臺灣醫療史書籍，依時序係有陳永興的《臺灣醫療發展史》（1997）、莊永明的《臺灣醫療史》（1998）以及葉永文的《臺灣醫療發展史——醫政關係》（2006）三本，其中，《臺灣醫療發展史》和《臺灣醫療史》成書的年代相近，從參考文獻上並無相互援引的關係，而《臺灣醫療發展史——醫政關係》成書年代與前兩本相差了八、九年，因此該書文本有多處援引了前兩本的相關敘述，顯見臺灣

醫療史的論述發展亦是「一層層沉澱物」的堆積與解讀，從而能夠持續地擴張歷史的廣度與深度。

再者，從這三本書籍之序言所說明的寫作目的來看，陳永興（1997: 39）就提到他想：

> 採尋臺灣醫療發展的歷史軌跡，尋求臺灣醫療史上有尊嚴的臺灣人醫生，許多醫界前輩的所作所為應有值得後代學醫者效法學習的地方；更想記錄臺灣社會發展過程中與醫療或醫界有關的重大事件，忠實的追尋臺灣學醫者走過的足跡。

而莊永明（1998: 10）更直接指出他這本書的寫作計畫：

> 是以一年的時間，完成一部以臺大醫院為主軸的《臺灣醫療史》。

葉永文（2006: v-vi）則是遵循著前輩的步伐，強調說：

> 然而由於臺灣歷史過程中明顯的西醫化導向，因此本書在論述歷史的這一端時，便較多偏於西醫模式為軸線，而較少以民俗醫療或傳統中醫作為抵抗政治的主軸。

從這些寫作目的可得知，身爲一位西醫者，陳永興是以西醫或西醫界的事件來建構出臺灣醫療發展的脈絡，而歷史學者莊永明，則是受臺大醫院委託來撰寫一部以西醫爲主體的臺灣醫療史，所以這兩位作者在成書的過程均有其「價值關聯」，甚至莊永明因其委託關係的寫作模式，更存有著社會優勢者的「權力」要求。社會學者葉永文雖沒有與西醫親和關係的那種價值關聯，但因爲限於資料搜集的困難以及依賴於既存資料的使用，社會優勢者視野的「權力」圖像亦影響他對西醫醫療發展討論上的側重。由此觀之，目前既有的三本臺灣醫療史書籍皆以西醫爲論述主體，而「過去」的臺灣醫療發展狀況，就伴隨著這三本書籍而被「歷史」編纂了出來。

儘管這三本書籍是以西醫爲論述主體，然而中醫的相關論述卻也沒有在這裡缺席，只是相形之下顯得稀少，而且大多是在權力關係的境況中被提出。在《臺灣醫療發展史》裡與中醫相關的論述最少，被提及的時代主要在清領後期和日治時期；與前書相比，《臺灣醫療史》中的中醫相關的論述較多，而涉及的時代也從清領時期跨及日治時期以至戰後的國府初期；最後在《臺灣醫療發展史——醫政關係》內，中醫相關的論述係基於上兩本書的基礎再進行擴增，其跨越的時代已從荷西時期延展到國府的威權時期。即使如此，在這些臺灣醫療史書籍中，中醫相關論述也都只是零星出現，較完整的也不過是《臺灣醫療史》所羅列一百個討論單元或「題庫」裡佔了兩個而已，並且都是用管制的觀點來陳述之。

關於這三本臺灣醫療史書的文本分析，針對中醫論述的部分除了平鋪描述中醫傳入臺灣的過程外[1]，約略可分爲「貶抑」和「管制」這兩面權力關係的說明。

一、貶抑方面

對中醫的貶抑論述基本上可包含三個層次，即「隱含式貶抑」、「間接式貶抑」和「直接式貶抑」，「隱含式貶抑」可從類比的關係來看出，「間接式貶抑」可由引述他人的觀點來解讀，而「直接式貶抑」便是該書中以第一人稱的說明。

首先就「隱含式貶抑」而言，相關文脈可歸整如下：

民眾有疾病時，大多採用偏方或藉助宗教，他（指馬偕）將**中醫醫術**與**民俗療法**收集並研究，對地方病之觀察甚深，尤其是對瘧疾的治療研究稱著；……（陳永興，1997: 58）

1 譬如《臺灣醫療史》引述陳勝崑撰述的〈臺灣舊醫的歷史淵源及思想形成〉一文所提到：「臺灣是世界上少數有兩種不同型態的醫生並存的地區。中國傳統醫學傳入臺灣的時期，史無可考。據有關文獻記載：明末永曆年間，來臺避難的沈光文，寄寓在目加溜灣社時，曾從事教讀，兼以醫藥治人。而清代官修諸府縣志，也載有沈佺期、徐恢鑽、吳廷慶、翁同敏、邱孟瓊、卓夢采等人，或以流寓臺灣而寄跡於醫，或以儒學而兼施醫藥以濟世。他們從事的都是中國傳統醫術，但是人數有多少？在日人據臺以前，沒有詳細的統計數字。」（莊永明，1998: 26／陳勝崑，1982: 121）；而《臺灣醫療發展史——醫政關係》除也提及了陳勝崑這段說明外，更描述了自明朝中葉漢人渡海來臺後伴隨中醫傳入臺灣的過程，以及清領時期「隨著移民人口大幅度地增多，包括黃帝內經、傷寒論、陰陽五行等正統漢醫學論述陸續地輸入臺灣，同時亦帶來更多大陸各地數術及民俗醫學的多元景觀。」（葉永文，2006: 32-34）

> 臺灣醫界的萌芽當在移墾初期即已開展，其濫觴應是以**原住民的古方**與**漢醫**為主。（陳永興，1997: 98）
>
> 西洋宣教師的醫療工作，讓臺灣居民從傳統的**巫術祈福**和**漢醫療法**之外，去體認另一種科學的醫療思考方式，而且直接地解決患病的痛苦，從而不再排斥「外來的」醫學觀點。（莊永明，1998: 54）
>
> 臺灣精神醫學在日治時代的官方醫療體制中幾乎是被遺漏的：被視為社會邊緣人的精神病患者，不是接受**民間漢藥秘方**，就是採行**宗教信仰療法**。（莊永明，1998: 461-462）[2]

這些敘述儘管只是一些相關狀態的說明，但不然看出它們皆把中醫和民俗療法、原住民古方、巫術祈福以及宗教信仰療法來等同視之，並認爲它們一種是偏方、祕方和傳統的治療模式，因此對中醫的種種貶抑說法就在這般隱含的類比關係中呈現。事實上，在西方醫療人類學的視野中，即存有西方醫學中心主義的看法，因爲中醫都被歸爲所謂「民俗醫學」（ethno-medicine）的類屬，而遭受到迷信、傳統與非科學的標定。（Foster，1978）同樣地，在這些以西醫爲論述中心的醫療史書籍裡，亦可看出將中醫標定爲傳統、落後和不科學的特徵，從而來彰顯出西醫的現代與科學性。

再者就「間接式貶抑」而言，相關文脈可歸整如下：

---

[2] 文中黑體為筆者所加。

〔引述馬偕〕不要以為臺灣沒有醫生[3]，此地有許多醫生及藥物，縱使並非科學，但確實有趣，且具研究價值。此地並無公設之醫學校，能醫治病人的就是醫師。從老醫師學習的，或從藥書自學的，都可自設診所行醫，甚至久病也可以開藥方治其他病人。藥店店員，亦可賴自學及經驗給人治病。在事業方面失敗的人，亦可搜購藥方而開始行醫……。（莊永明，1998: 31-32）

〔引述山口秀高〕（臺灣）本島之所謂「醫生」者，到底算不算醫者？可不可以託以寶貴的人命？實不必明述，大家都很清楚。事實上，他們連生理、病理為何物都不知；最甚者，更有不識字者，他們只聽患者的陳訴，便隨便捉一些草根樹皮塞給患者。（莊永明，1998: 172／葉永文，2006: 67-68）

〔引述翁廷俊〕我個人始終認為，漢方醫雖不科學，但漢學是經過長久的自然淘汰而留下來的，必有其存在的理由。所以從我開始學醫，就訂購了那時在日本出刊的雜誌《漢方與漢藥》，有機會更常購買一些中醫書籍回來，打算與基礎學科合作，以科學的方法來研究它。（莊永明，1998: 388-389）

〔引述許錫慶〕然而，先前業已發布臺灣醫業規則，本島醫生幾無申請醫師執照之意願，當時對於本地人按照以往方式接受診療一事暫時不予過問，……但在日新月異之今日，若對此完全置之不理，則在取締上不便之處甚多。故而於今之際，希望能對

3　在討論日治時期的醫療從業者時，必須要區分「醫師」與「醫生」這兩種名稱。「醫師」是專指受西方醫學訓練的醫療從業者，如西醫即屬之；而「醫生」則是指採用中國傳統醫療方式的醫者，如中醫即屬之。

本地人所稱之醫生舉行簡易試驗，並依其成績發給醫業臨時執照，以收統制之效。（葉永文，2006: 68）

〔引述張苙雲〕一來中醫學系的學生可以修習西醫的課程，大部分畢業生都擁有西醫執照，二來因為中醫教學場所的不足，中醫系畢業生無實習和「住院醫師」訓練，而無住院醫師訓練便和〈醫療法〉中所要求之醫師開業的條件相牴觸；第三，中醫院的規模成立先天上就有困境，它需要西醫系統內之其他系統，如護理和檢驗的配合。（葉永文，2006: 109）

從對其他著作的文脈引述，其實可觀察出醫療史書籍本身所具有的價值關聯與價值選擇，亦即這些引述無非是要輝映或佐證中醫是不科學或科學性不足的立場，以強化自己的推論。然而《臺灣醫療發展史——醫政關係》比較不一樣，因爲它是帶著反思的觀點來看這般引述，譬如針對山口秀高的引述，該書指陳這「顯然意味傳統醫療的迷信無知，以及對人種健康的危險，因此必須要對其管制」，並且直稱許錫慶的「此建議內容，係以『統制』的論點陳述之，並試圖強化當局對傳統醫療的權力控制。」（葉永文，2006: 68）而對張苙雲的引述，亦稱「可見在當局所刻劃的醫業結構中，中醫業的層級位階係早經受著政治所控制」（葉永文，2006: 109）

最後就「直接式貶抑」而言，相關的文脈非常多，大致可歸整如下：

漢醫是當時稍為具有醫療知識者，由於其醫術之傳承為師徒制，代代相傳，素質良莠不齊；……（陳永興，1997 : 45-46）

在漢醫的刻意挑撥加上臺灣人民反洋與恐洋的心裡，對西醫醫術的誤解，東西方習俗的差異，以及宗教的隔閡，使得傳教與行醫工作，屢屢招受攻擊與迫壞，甚至發生流血事件。（陳永興，1997 : 56）

洋牧師在府城行醫，很快遭至本地漢醫的仇視和反對，甚至傳出了洋醫生殺害漢人，挖眼睛、取腦髓製藥的謠言，眾口鑠金之下，府城的人不僅對馬雅各惡言相向，也想盡辦法羞辱他。（莊永明，1998: 34）

經過「有力者」的勸誘，方有漢醫及藥房的子弟三十幾名入學（指醫學講習所），……這些學生根本不知道他們將來要學習些什麼，完全是在半推半就下進講習所來，至於將來是否成為「再世華陀」，則未必有所預期。（莊永明，1998: 239）

這般多元醫療體系的放任與競爭景象，也造成彼此間的破壞與攻擊，如傳統醫療被指為缺乏科學訓練、無根據、迷信的惡醫，教會醫療則受「紅毛醫生用支解人體做藥」之謠言而遭群眾攻擊和拆屋（葉永文，2006: 50-51）

就中醫在島上的醫業實踐而言，由於戰後當局大致延續日據時期的醫業景象，因此以西醫範型為主體的「西優中劣」之不對等境況，也就成了國府在醫業統治上的結構形態，譬如戰後的中醫教育體系只有中國醫藥學院一所設立，且其教學制度亦是比照西醫制度之規劃。（葉永文，2006: 109）

此時期當局對中、西醫業的統合過程，係漸次地塑造出中醫

的邊陲性格，而這更顯現出中醫在當局具意圖性的國家統合關係底，其醫業實踐的層級抑制與弱化。（葉永文，2006: 201）

由於《臺灣醫療發展史》與《臺灣醫療史》在成書的過程均有其「價值關聯」的目的，以致西醫中心主義的論述便較爲明顯，因此容易認爲當時中醫素質良莠不齊，且只以西醫的角度來說明傳入臺灣時所遭受中醫的刻意挑撥和散播西醫支解人體做藥的謠言，亦不對這些中醫子弟學習西醫有所期待。而《臺灣醫療發展史——醫政關係》也多有陳述了這些過程，只是在陳述時會加入中醫的角度來討論，譬如在談及中醫對西醫的謠言攻擊時也指出西醫批評中醫爲缺乏科學訓練、無根據、迷信的惡醫，在論及戰後中醫的發展境況時更揭示了「西優中劣」不對等和塑造中醫邊陲性格的醫政模態。但綜合看來，不管是存有怎樣的立場，這些醫療史書籍的陳述均反映了中醫經受種種貶抑的過程和結果，同時也突顯了臺灣醫療發展中之西醫優勢的支配性格。

二、管制方面

在三本臺灣醫療史書籍中對中醫的相關論述部分，除了貶抑方面外就屬管制方面了。對於這方面，《臺灣醫療發展史》論述最少，《臺灣醫療史》則以「管理漢醫，實施西醫」和「籌設漢方，遭受撤銷」兩個單元來敘述對中醫的管制狀況，而《臺灣醫療發展史——醫政關係》的論述最多，且對中醫管制影響的描述更擴及到1970年代。

關於《臺灣醫療發展史》對中醫的管制論述，主要是針對「臺灣醫生免許規則」影響的討論。如：

> 日人對漢方醫（中醫）的管理採自然淘汰制，頒布「臺灣醫生免許規則」，舉辦一次考試後即不再許可方式，使得中醫因死亡老殘而自然逐年減少，因此到1945年僅存數十人而已。（陳永興，1997: 50）

在《臺灣醫療史》裡，「管理漢醫，實施西醫」這單元也是針對「臺灣醫生免許規則」的討論而來。如：

> 1901年7月23日，才以府令四十七號公布「臺灣醫生免許規則」；依此法令，嚴格要求全臺從事漢醫及所謂以秘方執行醫業行為者，限定於同年十二月底前應向警察機關登記，期限一到，對於沒有登記立案或新養成的漢醫或其他從事傳統醫業者，一律加以嚴格取締，絕不寬待。（莊永明，1998: 176-177）

另外在「籌設漢方，遭受撤銷」這單元中，係以杜聰明所倡議「中西醫學一元化」而欲設立中醫科但卻屢次受限制的挫折，來突顯中醫被管制的狀況。如：

> 杜聰明也曾多次向臺北帝國大學提出建議書，說明設立一所

附有病床的中醫學研究機關的必要性，但是均不獲校方所採行。

終戰後，杜聰明接掌臺大醫學院兼醫院院長，他有意實現日治時代的「未竟之業」，於是計劃在臺大醫學院設立「漢方科」，擬聘當時在雲林縣開業的楊克明為教授，以他的入門弟子邱賢添為副教授，然而這項計劃並未順遂，在籌設階段就被否決。（莊永明，1998: 388）

相較於前二者，《臺灣醫療發展史——醫政關係》有關中醫的管制敘述最多，除了對「臺灣醫生免許規則」和杜聰明籌設中醫科一案均有陳述之外，還論及日治時期西醫對中醫的管制規定，如：

如早先1901年5月16日的府令第四七號關於「臺灣醫生執業規則」的擬稿中，其間通告案的第四項即稱「應讓領有執照之醫生與醫師、公醫保持密切聯絡，自然養成對之信賴之習慣，醫師應常誘導、指示醫生，保持等同師徒之關係，當然不得有業務上互相誹謗之行為，且在衛生行政設施相關方面，應誘導其擔任輔佐性工作。」此係已標定了漢醫的「受教」角色，並賦予公醫對它的指導權力，是故到了1920年7月殖民當局即因對公醫職權的修訂，而正式規定其第八條「對區內漢醫負監督之責」。（葉永文，2006: 67-69）

此外，順著敘述戰後初期杜聰明籌設中醫科的失敗後，更列出1948年當時省衛生處所採取對中醫執業的管制規定，如：

一、中醫師不再施行注射。

二、西藥須醫師處方，方准藥商出售，中醫師不得自行施用。

三、外科手術須確屬西醫醫師所專習者，中醫師不得施行。

（葉永文，2006: 110）

再者，爲描述威權時期之西醫醫政下所導致中醫的邊陲性格，此書亦從民衆求診於中、西醫療的懸殊比率，來強化對中醫的管制效果，如：

儘管民間中醫業之實踐在戰後三十年間也存有著蓬勃景象，但卻未如西醫業般地普遍受到認同。就以1974年所做民間利用中西醫門診及自服中西藥之機率分佈來看，其間看「西醫門診」為6.0、「中醫門診」為0.9，而「自服西藥」為4.6、「自服中藥」為0.7，這已顯現出中醫業在當局具意圖性的政治控制底，其醫業實踐的層級抑制與弱化。（葉永文，2006: 110）

綜合上述對中醫的說明可看出，在三本臺灣醫療史的文本裡，「管制方面」係由對醫政法規的討論中被展現出來，特別是在西醫主掌國家醫政的影響下，中醫受到政策約制的情境並沒有隨著時代的轉換而有所改變。事實上，由於臺灣醫療發展的討論都以西醫論述爲主體，再加以西醫醫政所形構出來的政策模態，於是體現在這三本醫療史書籍裡，對中醫的管制說明似乎就成了理所當然。而針對這管制說明的敘述份量來看，由於可能涉及到對西醫中心主義的隱喻和批判性解讀，其實會發現《臺灣醫療發展史》的論述最少，《臺灣醫療史》的論述次之，而《臺灣醫療發展史——醫政關係》的論述最多，這是否也彰顯各個成書過程的價值選擇，特別就其作者的身份爲西醫師、歷史學者、社會學者之差異所展現的價值關聯而言，也許可以如此推論之。

從對三本臺灣醫療史文本的分析看來，中醫論述一直是被放置在權力關係的討論上，不管是在貶抑方面或是管制方面，對其片斷的引述與陳述皆係用來構造西醫發展的史實，也因爲如此，中醫方能出現在臺灣醫療史的舞臺上。而做爲歷史上的他者，中醫被標定爲傳統和非科學的配角，並且顯現出從不發展的停滯樣態，似乎只能反覆地回歸素樸本源，以致失去了歷史性，或不被認爲有其歷史。但是，處於權力關係的一端，即使是被權力壓迫的一方，中醫依然可在臺灣醫療發展的各個階段不經意地出場，只是從未被串連起來過，所以反過來說，倘若能從這般權力關係中將各時期的中醫境況串連起來，便將能夠形構出一幕幕以中醫爲主體的歷史。

歷史即是歷史編纂，以西醫爲論述主體的臺灣醫療史書籍也是一種歷史編纂，當然這般編纂是在西醫做爲國家醫政的正當化下成了歷史的主流，其不但擁有政策導向權，也被載入國家醫療計畫的系列檔案中。中醫亦有系列的檔案，只是在西醫醫政的氛圍裡多被以貶抑和管制的狀況處理，所以要編纂中醫發展的歷史，就必須一方面從貶抑和管制的面向入手，整理優勢階級的政策和權力檔案以及相關已出版的資料論述，另一方面則從批判和反抗的面向入手，因爲有權力必有反抗，因而中醫反抗西醫醫政的相關資料與論述也必然存在於各式文獻的記載中。是故，對臺灣中醫歷史的編纂，實是一種反抗西醫歷史的建構，而以中醫爲論述主體，方能彌補臺灣醫療史之不足，這樣也才能擴大我們對過去醫療發展的認識與掌握。

肆、中醫發展的方法建構：論述、謀略和權力

無論如何，我們必須要重建另一話語，重新發覺發自我們所耳聞的聲音的內部那靜默的呢喃，或那不可磨滅的言談，重建那微不可見或常與明白的「聲明」相摩擦的小作品。（Foucault, 1993: 102/1972）

要建構中醫的發展歷史，就必須發展出一套新的方法來做爲論述的策略，因爲若是要從「權力——反抗」的觀點入手，便要在中醫與西醫兩造的關係狀態來論述。事實上，對臺灣中醫發展的說明是不能脫離西醫而存在的，因爲國家醫政由西醫所掌握，以致中醫的發展勢必是在與西醫的鬥爭與妥協狀態中產生。爲能完整關照到臺灣中醫的發展圖像，底下將從三個層面進行方法的建構，亦即分別爲論述、謀略及以權力。

論述（discourse）係指一種言談或言說形式，而經由語言過程來傳遞特定的知識訊息。對此，Foucault（1972: 276）即曾言稱「所有的知識都必須擁有一特殊的論述運作」，同時也藉由這樣的論述運作而「界定並生產出我們的知識客體」（Hall, 1997: 44）。所以論述可視爲是一項具意圖性的（intentional）語言過程，有著強烈的指涉和控制特質，以致通常也都被賦予了諸多政治的屬性，無怪乎D.Macdonell（1986: 45）會認爲論述是存有著意識形態的形式，而且「所有的論述都是在意識形態上採取了某種立場（position）；沒有任何一種是中立的。」（Macdonell, 1986: 58）就此觀點視之，論述所具有的知識訊息之傳遞過程並非呈現著一種客觀的普遍狀態，而毋寧是一項排除的展現，亦即是對不同知識立場的排除。所以論述就是指稱態度意義的一組聲明（a group of statements），從而反映出此論述擁有者的特定意向，或者如M.Pecheux（1982: 111）所指那些論述中的「詞語、表達、命題等等，是依據那些使用者所持有之立場來改變它們的意義」。

事實上，Foucault（1972: 68）早已指出論述經常是受到一群特定的人所控制，並將其施用於相關的決策、制度和實踐之上。而該決策、制度和實踐係是一種政治謀略運作的考量，屬於論述領域之外的非論述領域（non-discursive domains）範疇，目的在於反映論述所具有的特定觀念或意識形態，進而保證論述的正當性並強化其知識輸送意圖。這是一種論述與非論述之間關係的共謀與操弄，透過決策、制度和實踐等的政治佈署而對論述進行謀劃，已致造成非論述領域的規範化而形構出一種合法性效果。所以非論述是對論述意圖的支持與強化，Foucault在討論醫學知識時即曾指出這種非論述的政治運作對醫學論述的影響，他說「醫學論述所關連的特別對象領域，當它發現自己是在一群有特定地位的個別人（individuals）手中，以及在社會中有著特定的運作功能時，是如何的基於其論述以外的實踐來與自身勾連在一起，而這些實踐本身並不是一種論述的類別（a discursive order）。」（Foucault, 1972: 164）因此非論述可說是一種謀略，透過決策、制度和實踐，甚至是法令規則的規範化佈署來與特定論述形成一種對應關係，並經常以壓抑其它論述形式之方式來達成其特定意識形態方向的政治效果。

於是就論述本身而言，其意義的產出係發生於一種鬥爭關係中，並且也是「因爲（for）論述以及透過（by）論述才有鬥爭這種東西」（Foucault, 1981: 52-53），所以論述一詞是深具著衝突特質，對此R.Barthes（1977: 200）就曾直指論述「在它的歷史動因中，是藉由衝突來推動的。」而這種衝突特質實是一項權力關係（power relations）的展示，其所標定的是支配性論述的權力意義，同時也指明對其他論述所具有的排除意含。如Pecheux（1982: 153）便認爲科學論述經常是「透過採取一些特定的詞語、構想、以及表達等等的立場，來反對其他的詞語、構想或表達，並且在知識生產的鬥爭中確切地展現出來。」是故，論述的意義及其鬥爭之間的盤根交錯著實地體現在一種權力關係的介面上，並且是由權力的展示來彰顯優勢論述的可見性，這就如S. Mills（1997: 19）所稱「權力是討論論述的一個關鍵性要素」一樣，是權力保證了論述的優勢存在，亦或是權力構成了優勢論述的一環。

綜觀之，論述並非單純地只指知識傳遞，深層地來看，它更擁有著一種支配控制意圖，因此論述係具有相當的政治屬性，而這般政治屬性更藉由非論述領域的謀略佈署以及鬥爭場域中的權力關係來支持、強化和保證。所以論述、謀略、權力構成了知識備戰姿態的三位一體，進而對不同的知識體系形塑出一種「支配——臣屬」的層級關係，其間，論述是一種支配觀念的鋪陳，謀略是順此觀念而來之法規政策的產出，而權力則是鬥爭的直接體現。是以，這種由論述所開展出來的「論述／謀略（非論述）／權力」之環扣模態，不但對特定知識形成一種閉鎖與霸權的框架，同時也成爲對相異知識的一種排除構造，以致「攻擊——抗衡」的衝突景象淪爲難以排解的境況。而這般衝突景象，既是構成論述的啓始，亦可說是論述的歸途。

順此方法建構，探討臺灣中醫發展便能夠以醫政論述、醫政謀略、和醫政權力爲進行策略，這也是一種從抽象到具體的觀看方式，可同時觀看到意識形態和實踐過程及其這兩方的關連。所謂「醫政」（medical-political）係包括了醫療政策和醫療理念暨實踐的權力關係，這般關係使得各個參與者必然被捲入權力政治的洪流裡，於是就中、西醫療的關係而言，西醫所主掌的國家醫政必然對中醫發展產生影響，而中醫也會爲其發展過程來回應這些影響力量。綜此論之，探討中醫發展的方法建構可簡述如下：

醫政論述：討論每個時期較具支配性的醫政觀念

醫政謀略：檢視與中醫發展有關的制度政策佈局

醫政權力：直接彰顯醫政單位與中醫的權力關係

簡單地說，醫政論述就是在鋪陳每個歷史階段醫政優勢者對中醫的看法；根據這般看法，則與中醫相關的醫療政策與法規便會被產出，這就是醫政謀略；而醫政權力是指在這樣的政策法規謀劃下，西醫或中醫便能夠依法有據地來攻擊或反抗另一方。此即是探討中醫發展之方法建構的三個層次，它們彼此相互關連與輝映，並形成了一種結構式的認識圖像。

伍、結語

Karl Marx（2006: 1）所稱至今爲止的歷史「都是一部階級鬥爭史」，這係相當符映中醫發展的歷史圖像，因爲從清末西醫隨著傳教士進入臺灣之後，便和中醫產生了緊張關係，進而衝突的情景也時有耳聞。自日本領臺開始，臺灣醫政由西醫完全掌握，使得中醫淪爲權力弱勢的一方，而遭到西醫諸多貶抑和管制的對待。到了國府統治時期，西醫掌握國家醫政的情況仍未改變，以致中醫依然擺脫不了這種權力的對待，即使時至今日，就臺灣多元醫療的景觀看來，其與西醫的鬥爭關係依舊存在。所以欲建構臺灣中醫發展的歷史，必然要從這種鬥爭關係入手，而本書所建構的醫政論述、醫政謀略、和醫政權力等方法策略，就是要用來做爲觀察的分析視野，並且爲「製作」中醫的發展歷史預作準備。

當然，本書並不視這種中醫發展史的建構模式是唯一的模式，也許從不同的方法視野入手也可能會構造出不太一樣的中醫歷史。事實上，本書也是秉持著這樣的看法，即過去是存有衆多的歷史，而每一種歷史都是對過去的一項建構，所以本書不贊成所謂「唯一」的歷史，就如同上述所用以分析的三本醫療史作品一樣，本書認爲它們也是建構過去臺灣醫療發展的歷史之一而已。所以爲能擴大對過去醫療發展的理解，建構以中醫爲主體的發展歷史，應該也是必要的，且能夠彌補以西醫爲主體之醫療史作品的不足。

從「歷史的他者」到「他者的歷史」是本章的目的，因此本章先對既存三本臺灣醫療史書籍中進行相關中醫論述的分析，來找出一條值得探尋的可能道路，從而建構適合的方法策略，所以本章是比較偏向理論性的鋪陳，而對中醫發展歷史的製作則是接下來的目標。所以從下一章起，本書就進入了臺灣中醫發展的實質討論，而爲能顯現中醫與西醫的衝突和對抗關係，故討論焦點便鎖定於「醫政關係」的層面。另外，爲能更準確地陳述臺灣中醫醫政的發展，特別是光復之後的中醫醫政景觀，由於兩岸政權合一以及國府遷臺的醫政延續情況，便有必要先就國府大陸時期的中醫醫政發展概況進行歸整，再配合進入臺灣日治時期中醫醫政發展的說明，方可針對戰後初期及威權時期的中醫醫政發展釐清其延續與斷裂之間的關係，如此即能對臺灣中醫發展形構出一幅更完整的圖像。

第四章

國府大陸時期的中醫醫政發展

壹、前言

從民國建立以至國府遷臺的這三十多年期間，中國一直是處於動盪不安的局勢，這除了在政治層面上的不穩定外，智識層面也展現出多元爭鬥的景象，特別是由西方傳來的科學意識和現代制度，更使得民初的智識鬥爭存有著白熱化的激烈情勢，而其中，主掌生命健康的醫學衛政場域亦是如此。

關於國家醫政的發展，中國自古以來便由中醫醫學體制所打造，因此在中西文化尚未密切接觸以前，中醫已然是貫穿各歷史王朝的醫療主體。隨著中西文化交流的日益頻繁，西醫挾其強勢的科學意識來到了東方，再配合上民國新政的現代化目標傾向，中、西醫學便於此際產生了強烈的撞擊。然就中醫而言，這撞擊力道之大是前所未有的，導致對自身存在的危機感也紛紛浮現，因爲西醫與國家醫政的勾合，已讓中醫退出了盤據千百年來的國家醫療主體位置，而淪爲民間社會醫療中的一環。

是以，中醫發展在國府大陸時期顯然已遭遇到了瓶頸，而新時代所引發的智識變革似乎也讓中醫發展陷入困境。因此中醫在該時期所面臨的境域已使其發展圖像邁入了一個新的階段，這階段不但會標定出了中醫在中西醫療競逐上的格局與局限，更可能會形塑出該時期後之中醫發展的可能圖像。

所以本章的目的係在呈析國府大陸時期中醫發展的醫政

景觀，而非民間社會中的中醫發展景象，因爲即使民間社會仍以中醫醫療爲主體，但在國家醫政上卻是逐漸淪爲被規訓的客體。據此，本章的問題意識便是直指這時期的醫政模式對中醫發展有何影響？而這影響又讓中西醫學體制產生了何種關係？當面臨了這種關係時，中醫又有何對應方式？其結果又是如何？總之，當來勢洶洶的西醫翻轉了中醫長期在國家醫政上的主導地位時，中醫發展便已展現出與過去不同的發展樣態，儘管此發展可能參雜了一些負向的、抑制的、或扭曲的呈現，但卻也未曾被西醫成功地消弭停歇。只不過明顯的是，在這場中西醫學體制的競逐過程裡，中醫已然淪爲弱勢，並經常會受到西醫的無情制約。

本章旨在討論國府大陸時期的中醫發展境況，而針對中醫發展所遭遇到西醫的強勢壓境，本章將以醫政論述、醫政謀略、以及醫政權力等三個層面來分析說明。醫政論述是討論影響當時醫政觀念的一些智識氛圍，醫政謀略則在檢視與中醫發展有關法規裡的一些政策佈局，而醫政權力便是直接彰顯中西醫學的衝突對抗關係，這三個層面架築出本章的結構分析圖示，但其實也是對此時期之中醫發展困境從抽象到實際的文獻解剖。

最後，由於本書係以中醫發展爲論述軸線，是故在陳述中西醫學（界）關係時便較偏向有關中醫情勢的討論，所以在接下來的幾個章節裡，相關西醫在中國或臺灣的發展過程即不屬於本書的討論範疇，這是本書的研究設定，當然也可能會是本書分析時的限制所在。

貳、醫政論述

從歷史觀之，中國幾千年來的醫療體制係以中醫爲主體，這是配合傳統社會文化中之陰陽和五行的世界觀而來，所以內含特定文化價值的中醫醫療體制，在長時期封閉的國度中便擁有了王朝國體與個人生命健康的支配權和詮釋力。然而中醫的這般醫療優勢情境，隨著十九世紀中葉與西方文化的擴大接觸後，逐漸產生了一些改變或甚至是隨之而來的激烈震盪，諸如清末充滿西化色彩的自強運動便是一個震盪改變的實例。

在洋務改造的過程中，醫學觀念與醫療制度亦是被改變的一環，李雲漢（2001: 58）即認爲西方醫學知識和技術的傳入主要是與外來的傳教士有關，因爲「教士中不少是醫生出身，他們在各地設立醫院，附設醫校，並翻譯醫學書籍」，而張苙雲（2001: 163）也提及這種西式醫院與醫學教育的創立，「乃以學習西洋各國的現代西醫知識和制度爲目標，1901年湖南大學附設醫學堂即是一例」。然由於當時正值帝國侵略所形塑出的排外氛圍，再加上諸多傳統觀念的抗拒力道（陳勝崑，1982: 66-68），以致中醫醫療論述在這場醫學改造論戰中尚且能盤據一方。

除了清末自強運動所造成對中醫醫療支配景象的第一波挑

戰外，國民革命成功後之新思潮與新文化運動所形成的第二波挑戰，即開始讓中醫醫療支配景象在國家醫療觀念與制度層面上產生了逆轉。像是當時陳獨秀高舉「民主」（Democracy）和「科學」（Science）作爲新思想的兩面大旗，便意圖要形塑出舊中國的缺陷以及新國家建立的重要標示，所以這種「新思想」係深具著兩面刃，即「一方面主張西化，一方面反對傳統」（李雲漢，2001: 228）。結果在醫療體制發展上，不但西醫化的主張會日益高漲，而且反對傳統中醫的呼喊也將被擴張，這皆可推顯出「新思想」將必成爲中、西醫療支配景象逆轉的重要根源。

反對傳統其實是建立在訴求科學的基礎之上，因此只要被認爲是不科學的就勢必要被掃除消滅，而在這種西方科學意識的抬頭下，傳統中醫便易落入其所設定不科學的框架中。於是就如1913年當時的北洋政府教育總長汪大燮所說，「今日之衛生行政，乃純粹以科學新醫爲基礎，而加以近代政治之意義者也」，而「舊醫一日不除，民衆思想一日不變，新醫事業一日不向上，衛生行政一日不能進展」（引自吳基福，1980: 13）。其間存有「新醫」與「舊醫」之論述，即在突顯科學西醫和傳統中醫的區辨，從而打造出中醫在現代化過程中已不合時宜的觀感效果。

這種觀念也一直存續於政府相關的醫療部門中，因爲當時政府醫療行政多爲西醫所掌握，包括中央政府的衛生部、各省的衛生廳以及各縣市的衛生局等，而且直屬政府轄下的諸多醫學院和醫院也由西醫把持，於是在整個醫政層面上多淪爲科學醫學論述的意識氛圍，以致消滅中醫的主張便經常在中西醫學關係中不絕於耳。對此，林昭庚（2004: 393-394）指出當時那些要廢除中醫的主張，主要是認爲中國要刷新政治就先要從廢除中醫開始，因爲中醫不廢除則科學不會有進步進而政治革新便無望，於是漸漸有所謂「中醫不科學」、「刷新政治應自廢除中醫做起」等對中醫大張撻伐的論調興起。是故待北伐成功中國政局大勢底定以後，1929年西醫余云岫便在國民政府中央衛生會議上，動議提出〈廢止舊醫以掃除醫事衛生之障礙案〉（區成結，2004: 75-76）來通過廢止中醫中藥之決議，而讓中醫醫療體制在國家醫政上陷入極大的絕境。

綜觀之，清末民初的醫政氛圍係由科學意識所籠罩，因此過去長期中醫醫療支配景象於此際開始逆轉，儘管民間社會仍多以中醫診治爲就醫選項，但在政治層面上卻開始進行西醫醫療支配景象的佈局。這般佈局即展現在相關醫療法規政策的制定過程，經由西醫所構成的國家衛生系統框架下，一場掃除中醫的醫政謀略正方興未艾。

參、醫政謀略

誠如吳基福（1980: 6）所言稱「國民革命成功，民國肇建，政府採行革新的醫療政策」，這革新的醫療政策即是以西醫醫療體制爲主體的佈署，無怪乎執掌醫政者會把西醫視爲新醫，而把中醫當作舊醫來看待，並且再加諸科學和不科學的標籤來分類貼上。於是在這般的視野下，執掌醫政者對中醫醫療體制的謀劃便容易導向翦除消滅而非積極扶持爲目標，這可從1913年在教育總長汪大燮決意廢除中醫中藥後，隨即於1914年拒絕北京中醫醫學會的立案過程中可看出。（劉嘉逸，1981）

關於抑制中醫醫療體制的相關政策措施，可在西醫逐漸掌控國家醫政的情勢中顯露出來。1922年政府公告了「管理醫師暫行規則」和「管理醫士暫行規則」兩項法規條例，前者在於規範「西醫」而後者在於規範「中醫」，並把「醫師」稱號專屬於西醫而讓中醫只能以「醫士」來標示，然後再界定「醫師」只要醫學院畢業即取得醫師證書而不需經國家考試，「醫士」卻須經各地方警察考試及格方可取得醫士執照。（吳基福，1980: 13）這般不平等的差異對待，亦顯現出「醫師」（西醫）與「醫士」（中醫）兩者間的階級性質[1]，進而合理化其間之層級支配的醫政關係，於是在此般法規政策的謀劃

[1] 其實「醫師」和「醫士」之稱謂的這般階級關係，目前依舊存在於對大陸醫療人員的層級區別，只是這種區別不再用於西醫與中醫的醫業分類上，而是用於各自醫業內部之醫療人員的標定而已。譬如大陸中醫人員考試即分中醫師和中醫士兩個等級，中醫士是以（高職程度）中專畢業為對象；而中醫師之應考資格區分為兩類，一類是以正規教育（大學中醫系畢業）人員為對象，另一類是讓有實務經驗者得以晉升之路，但兩類考試科目不同。（行政院衛生署中醫藥委員會，2003: 416）

上，中醫過去長期支配醫政的景象被正當性地由西醫取代，並且埋下了剷除中醫的雷管。

結果，1923年政府公布了「取締中醫辦法」來試圖限定醫士的資格，而1925年教育部更復令中醫不准組織公會，這在在皆爲抑制中醫發展目的而來之政策產出。1928年北伐成功後，當年年底國民政府即頒布「衛生組織法」和設立衛生部，此際不但醫政單位多爲西醫參與且各單位首長都是西醫，於是到了1929年元月一項完全排除中醫於法外的「醫師暫行條例」便被公布了，而這也使中醫失去了醫政合法地位，以致隔月余云岫便在中央衛生會議上通過廢止中醫之決議，並促使當時的行政院長汪精衛下令廢止中醫，包括停止中醫登記、將中醫學校改稱傳習所並禁止招生等。（劉嘉逸，1981）

這一政策決定馬上引起中醫界的嘩然和不安，並使一向鬆散保守與對政治冷漠的中醫界團結了起來，以透過政治手段進行強力的醫政抗爭。最後終於在妥協下於1931年政府修正「醫師暫行條例」爲「西醫條例」，界定該法規只適用西醫，而又經多次協調後於1936年另行公布了「中醫條例」來與「西醫條例」並列，且正式承認中醫士爲中醫師而賦予其合法之地位。最後，爲求中西醫平等地位之政策強化，1943年立法院終於接納中醫界的請願，把西醫條例與中醫條例就相關條文予以刪減或增列合併，然後訂出一部「醫師法」。（吳基福，1980: 15）對於此法之公布，西醫界認爲這是中醫界的勝利，但中醫界卻也有不同的看法。

形式上「醫師法」意含中西醫在法律上之地位平等，但其內容上卻顯見對中醫的抑制不公。這在當時全聯會秘書長覃勤所致給全國各省市縣中醫師公會暨中藥業同業公會的代電原文中，已清楚地指出：（引自林昭庚，2004: 48）

……在三十二年所公布之醫師法，僅於第二十九條載：「醫師公會之區域，依現有之行政區域，在同一區域內同級之公會，以一個為限，但中醫得另組織醫師公會」，其歧視中醫，侮辱吾人為附庸，尚嫌不足，復於同法第三條例載：「中醫具下列資格之一者，亦得應醫師之檢覈。一、曾向中央主管官署或省市政府領有合格證書或行醫執照者，二、在中醫學校修習醫學，並經實習，成績優良，得有畢業證書者，三、曾執行中醫業務五年以上，卓著聲望者」。均得送請考試院檢覈，陽示寬大，陰實毒辣，直欲中醫就此一代消滅而後已，蓋該條第一款所稱之證書，係指呈准省政府及特別市政府頒得是項證書者而言，現查全國領有是項證明書之中醫師，尚不足百分之一，第二款所稱之學校畢業，係指教育部立案者而言，中醫學校既未列入教育系統，根本亦不准立案，故全國無教育部准設之中醫學校，是此款已明明等於具文。第三款所規定之資格，尚稱切合實際，辦理檢覈，亦尚簡便，然經此次檢覈完竣後，今後之無證醫師，一律不能行醫，既不准行醫，又不准學校立案，試問吾人今後從事醫學之繼承人，當然無法產生，此種消滅中醫之計劃，誠可謂至毒至巧至周至密之殘酷手段，凡我同業，孰不痛心？……

由上而知，國民政府建立後的醫政謀略，在科學意識的導引下已有明顯的西醫醫療體制偏向，儘管廢止中醫的政策規劃屢屢無法竟成，但抑制中醫的法規產出卻從未停歇。也因此，中西醫政的權力關係便據此展開，亦即掌握醫政權力的西醫界和為拓增生存空間的中醫界，兩者間所產生之「衝突——對抗」的關係模態。

肆、醫政權力

自從1913年教育總長汪大燮大聲疾呼廢除中醫起，中醫界便陷入了醫政存亡危機中，而到了1929年行政院長汪精衛下令廢止中醫中藥之後，這種由西醫界所影響與壟斷的醫政權力和論述主張，開始激起了全國中醫藥界的反抗，而過去那般消極保守的政治態度也開始轉趨積極，亦即也尋求政治力量的支持以對抗來自西醫界的政治權力[2]，以致使「醫學論爭變成政治鬥爭了」（區成結，2004: 70）。譬如當時國民政府中央黨政大老的陳果夫對中醫界的同情與支持，便是一股對抗西醫

[2] 中醫界積極的政治態度，是反映在一個具凝結力量的團體之組成，如1930年在上海成立的全國（中）醫藥聯合總會，便意含著對抗西醫界的力量之聚集。所以當年三月十七日該會便推派代表向國民政府請願，在幾經一些黨國元老的協調下終於化解了廢止中醫中藥的命令。而這一天亦成了現在「三一七國醫節」的由來。中醫界為了延續自身的傳統醫療文化和這種可對抗西醫界的政治權力，1931年於南京成立中央國醫館並公推當時任中央黨部秘書長的陳立夫來當理事長。（林昭庚，2004: 43）

界之政治力量的重要勢力，而爲了力保中醫界生存，他即強烈主張說：（引自陳立夫，1980: 130）

> 凡是能夠治人疾病的醫生都該扶植，不管他是中醫西醫，對於中醫，應該在教育上政治上作積極的扶植，我以為至少要做到下列兩點：(1)創辦教育研究機關，發揚中國固有醫術上的高深理論，整理數千年來的經驗，而與世界最新的醫學知識相印證。(2)國家設立有規模的研究所，用科學方法來化驗中藥，重新估定中藥性能。

陳果夫所提出的這兩點，其實就是要讓中醫科學化的主張，以破除不科學標籤所帶來的批判困擾。

於是從1930年代起，中醫科學化便漸漸成爲一股新的中醫學思潮，其主要是以西醫爲參照範本而採用科學方法來研究中醫，對於此般現象的合理化，當時中醫陸淵雷即有提及「國醫所以欲科學化，並非逐潮流，趨時髦也。國醫有實效，而科學是實理，天下無不合實理之實效，而國醫之理論乃不合實理。」（李經緯，1990: 122）是故，中西一元化的醫療論述便成爲中醫發展之目標。然而這樣的目標卻也經受西醫界的抨擊，認爲中、西醫學之文化背景不同以致根本不可能相容，所以中醫科學化不過是扭曲的「西醫化」型態而已。以湊合「西醫條例」與「中醫條例」之「醫師法」而言，吳基福（1975: 4）便認爲這純然是政府爲俯順中醫界輿情而被政治協調出來的，且有「科學與玄學含混的法律」之譏。此已顯現了西醫界普遍對中醫科學化的不信任看法，以為其不過是一項高舉「國粹主義」與「尚古主義」大纛的中醫政治化之操弄手段而已。

然而不管怎樣，從中醫界開始團結自己和尋求政治力量的聲援後，便在這場與西醫界的「衝突——對抗」戲局中逐漸取得有利位置。吳基福（1980: 14-15）甚至認為當中醫界組織「中醫藥救亡請願團」，向政府和民意代表提出陳訴並要求政府改變政策時，便展現出「中醫在政治上獲得勝利」了。這勝利所指涉的諸如1931年專屬中醫界之國醫館的設立、1936年公布的「中醫條例」中所正式承認中醫士為中醫師的合法地位、1936年在中央醫政單位中設立了中醫委員會、以及1943年標榜中西醫法律地位平等的「醫師法」之出現等。也就是說，清末民初的西化或現代化氛圍讓中醫進入了發展上的低潮期，直到1929年關於中醫的廢止令出現後才激起中醫界對國家醫政的全面反撲，而1931年國醫館的成立即是中醫界藉用政治力量進行反撲的重要標示，這或如覃勤在國醫館成立之前所曾對中醫藥同仁之諍言：「中醫無政治力量之維護，生存十分困難」（林昭庚，2004: 335）。

由此可知，中西醫在這場「衝突——對抗」的戲局中係以政治動員為角力，其間西醫直接掌握了醫政權力來處置中醫，而中醫只能被迫地尋求政治支持來反擊。然從兩造權力關係的過程中，中醫最後似乎只象徵性地贏得了「表象」而非「表裏兼具」，因為西醫對中醫的抑制權力依舊持續，這場中西醫政關係的拔河戲局又被動態地往西醫推移。譬如國醫館的設立旨在管理中醫藥行政爲目的，然卻爲掌國家醫政者認爲會破壞衛生行政系統之理由，將國醫館排除於醫政體制之外而視其爲一種學術性人民團體；再者，中醫委員會的設立雖屬中央醫政單位管轄，但僅是有名無實地被視之爲是一諮詢單位，並爲西醫所影響和利用；最後是法律形式平等的「醫師法」公布，然其法條的實質內容卻對中醫教育與中醫師資格等多有抑制。（林昭庚，2004: 43）因此中醫的「勝利」或許只是「取得對抗西醫的權力」，而在這場「衝突——對抗」的關係中，佔優勢位置者仍然不屬於中醫自己。

伍、結語

綜上所述，國府大陸時期中醫藥在發展上的處境已不同於歷史過往，由中醫界千年執掌的醫政優勢也逐漸改變，而這樣的改變係可從醫政論述、醫政謀略、以及醫政權力等三面向來透視出。就醫政論述而言，清末民初由西方傳進來的科學觀念，在自強運動和建立新中國的現代化氛圍中已成爲支配性的政治意識，而西方醫學更挾其科學性質逆轉了中醫長期來具支配性的醫政位階。因此在西醫所設定之「現代／傳統」、「科學／不科學」的醫療分類認知框架時，中醫便容易落入被批評和攻擊的窠臼中，而成爲傳統與不科學的弱勢醫療族群。

就醫政謀略觀之，由於西醫掌握了民初的國家醫政位階，於是在相關醫政法規的佈署上便擁有優勢的裁定權。是故，只要涉及到中醫層面的規定便常會呈現出抑制性意涵，甚至有排除中醫權利的法規被制定出來，雖然經中醫界持續抗爭後而有較爲平等的「醫師法」出現，但觀其內容依然存有不利中醫發展的諸多規範。由此可顯見，相關醫政法規產出的背後其實是充斥著「衝突——對抗」的權力關係，所以就醫政權力來看，西醫使用國家醫政權力來抑制中醫，而中醫也尋求政治支持力量來加以反抗，彼此之間呈現著動態的拉鋸效果。這是一場不對等的拉鋸戰，雖然此時期中醫在國家醫政層面上從未被西醫成功地掃除消弭，但優勢的醫政權力卻一直是穩定地偏向西醫。

總之，國府大陸時期中醫發展所面臨的這般困境景象，已漸形標定出「西優中劣」的醫政論述，和「抑中揚西」的醫政謀略與權力。同時這景象也可能預設了國府遷臺後的醫政格局，亦即，近代臺灣的中醫發展除了連結於日治時期的影響之外，國府大陸時期的中醫發展境況也必須被考量。

第五章

臺灣日治時期的中醫醫政發展

壹、前言

歷經日治時期的五十年，臺灣中醫發展陷入了空前的危機，然而這危機的源頭應回溯到殖民母國——日本，特別是1860年代明治維新的啓動，所謂「滅漢興洋」的醫療論述蔚成一股風潮，而這股風潮也隨著馬關條約後吹進了臺灣，促使臺灣的醫療發展邁入的「抑中揚西」的階段。

簡單地說，明治維新讓日本進入了全面西化的過程，就醫療發展視之，1868年日本當局發佈〈西洋醫學許可令〉讓西醫的影響力得以快速擴展，同時於1876年時新的醫事制度確立，內務省衛生局長與專齋便開始執行廢止漢醫以及全面西化的醫療政策，他的政策理念即認爲「彼等（指漢醫）之思想頑固若宗教信徒，於西洋事務格格不入」（趙洪鈞，1991: 137），所以必須廢除漢醫才能達到西化的成效。其所採取的策略是先以1885年爲分界，既存的漢醫可給予開業證書以繼續執業，之後的漢醫若要執業則必須通過物理、化學、解剖、生理、病理、內外科、及藥劑科等七科的考試才准給予開業證書，這無異就是要讓漢醫西醫化來發展，並使已被合法的漢醫自然凋零。

事實上，當日本全面進入西化的過程時，當時的漢醫界已有危機的警覺，因此所謂「漢方醫學存續運動」在1875年後便陸續地開啓，以試圖爭取漢醫的合法地位，「但是，這未能改變日本政府以西醫考試漢醫之方針，反而更趨擴大與嚴格要求，以趨使漢方醫之更快消亡。」（李經緯，1998: 321）由此觀之，日本西化的權力取向是果斷的，只要遇到阻礙，便會全力地進行排除，所以歷經多次存續救亡運動的失敗之後，1895年後漢醫界已無力再行抗爭，從而逐漸地進入衰敗的情境。

就清末臺灣中醫發展的境況而言，隨著西方帝國勢力的入侵，西醫也衝擊了民間傳統醫療，更甚者，伴隨著清末自強運動的西化過程，深具「洋務運動」色彩的劉銘傳在臺灣醫政方面也進行了醫療的西化建制，依連橫（1994: 563）在《臺灣通史》卷二十一之〈鄉治志〉中所載：「臺北官醫局：在臺北城內考棚。光緒十二年，巡撫劉銘傳設，以候補知縣爲總理。招聘西人爲醫生，以醫人民之病，不收其費，並設官藥局於內。臺北病院：亦在考棚。光緒十二年，巡撫劉銘傳設，以醫兵勇之病。」儘管這般西化的醫政建制因經費問題很快就停止運作，但由此可見臺灣中醫發展到了清領末期，其醫政處境已從中醫支配景象進入了中西醫療的競逐狀態。

隨著日治時期的開啓，一方面由於清末西醫的竄起，另一面則因日本西醫化的成效展示，再加上殖民初期當局對臺灣醫療衛生處境的重視，抑制中醫張揚西醫的醫政發展已成爲不可避免的趨勢，而臺灣中醫也將開始面臨之前日本漢醫走向滅亡的處境。是故，本章目的係在呈現日治時期臺灣醫療發展上之中西不對等的醫政景觀，而該醫政景觀對當時中醫發展將會產生何種的影響則是本章問題之所在。

貳、醫政論述

日治時期殖民當局的醫政論述，係植基於殖民母國日本的現代化統治意識中，此意識之出現是始於1860年代的「明治維新」運動，而提供該運動之泉源者即爲西方科學思想。當時的西方思想是籠罩於「達爾文主義」的物競天擇之論述中，亦即強調生物學上物種競爭、適者生存的觀念，然這觀念又嫁接於國家統治的親和性，以致形成「社會達爾文主義」的新論述，成爲國家間彼此競爭的理論典範。因此做爲西化過程的一份子，日本當然也接受這般生物學之觀點，除運用於自身國家的改造外，同時也落實於殖民統治的過程中。

針對這種殖民統治的論述，1903年在一場臺灣醫學會的大會上，赴任來臺的民政長官後藤新平即對與會的日籍醫學社群說：（引自范燕秋，1998: 50）

> 我來本島赴任之際，欲將新領土的經營，置於生物學的基礎上，諸君亦有所認知。蓋此方針幾乎是世界所公認。即不能不以生物進化的真理作為標準，特別是對現今進化達頂點的人類，最需要審慎研究。而最適合擔當此研究位置的就是醫學者。

言談中之「生物學的基礎」、「生物進化的眞理」等論述，即已揭示出後藤新平在殖民統治上的意欲，也顯見其所承受之西方生物典範思潮的影響，而擔綱此典範論述的醫學，即是西方生物醫學。於是在此般生物醫學科技的模擬下，所謂對殖民統治的「生物學原則」即被提出來了。也就是說，立足於生物學基礎的西方醫學所著重之有機體的特殊性、情境性與科學性，被轉化成一種殖民統治的原則：即採行符映統治對象的特殊性原則；順應殖民地風土的施政措施原則；及強化科學過程的治理原則。（鶴見祐輔，1943: 24-42）

其實早在1898年時，後藤新平便以一篇「臺灣統治救急策」爲文所提出革新臺政之方案，而獲日本當局任命爲總督府民政長官，文中有指出「問題沒有經過探究，不宜預先聲明一定的政策，因爲政策是依時、地、情境，講究順應的方式來推展，所以須待適度的明確調查之後才確立。」同時認爲要重視殖民地舊慣習俗和氣候風土，實行科學調查，採行順應民情的措施，策劃、推動政令，才是「施政之法」（莊永明，1998: 211）。由此可知，著重實務經驗與調查研究的科學論述，已然成爲殖民統治的意識來源，而在醫療層面上，顯然這亦成爲日治時期臺灣的醫政規範手則。

因此，日治時期在殖民當局的統治意欲上，以西方生物醫學介入臺灣醫政關係的形構成爲治臺論述之主體，於是對已既存的中國傳統醫學便形成一種排除的觀念構造。這觀念構造誠如張苙雲（2001: 163）所言：

在日本殖民政府有系統的推動下，西方生物科技醫療體系以一種有別於傳統醫療系統的形象出現，不僅建構了在科學性的理論基礎上提供醫療照顧的形象，也特別強調它所擁有的醫療專業知識是不可替代的，從而衍生專業自主和專業壟斷。

此般觀念已表明豎立於生物學基礎的西方醫學，係與科學專業同列並行，而這樣的同等地位也顯現出殖民當局「不僅賦予西醫正面的標籤，且在制度上給予特殊的地位。」（張苙雲，2001: 183）

是以，生物學統治的醫政論述打造出日治時期臺灣的西醫支配範型，而這樣的範型更被制度化地呈現在醫療政策的佈署過程中。結果可預知地，深植於民間生命照護的中醫醫療體制，在醫政層面上將淪爲被處置的一環，亦即一場打擊中醫生存命脈的謀劃，將伴隨日治殖民過程而被「制度化」的展開。

參、醫政謀略

在日治時期的醫政佈局中，因爲關連到殖民地生物學統治的論述構成：亦即以西醫爲本的國體健康論述，以致於在相關醫療政策的制定過程上便存有抑制中醫的諸多刻痕。這是延續清領末期中西醫療在醫政場域裡的競逐態勢，然所不同的是，日治時期在殖民當局具意圖性的統治謀劃下，這場「抑中揚西」的醫政佈局卻是以正當性的法規條文來制度化地開展出來。

1896年5月殖民當局所頒布的「臺灣醫業規則」可謂爲第一個規範醫業的條例，而此規則條例基本上係隱含著以西醫爲本的政策精神，因爲它影響了後來相關政策指出中醫者應先申請登記才能准許爲醫生，但不得稱爲醫師，醫師之名係專屬西醫之規定。其實西醫執業者以醫師爲名在清末「傳教士醫療時期」便以開啓[1]，當時的西醫師即指能「辨識若干療病技術及使用西藥方法」者（臺灣省文獻委員會，1995: 229），但是到了日治時期，這種「醫師／醫生」的分類卻深具了「抑中揚西」的醫業偏向，並形成一種優劣層級位階的區辨關係。

這種「抑中揚西」的醫業偏向，在1901年7月所頒布的「臺灣醫生免許規則」中完全地被彰顯出來，因爲依此規則，全臺從事中醫及所謂以秘方執行醫業行爲者皆被嚴格要求限於該年十二月底前應向警察機關登記，否則期限一到則對於沒有登記立案或新養成的中醫或其他從事傳統醫業者，一律加以嚴格取締且絕不寬待（許錫慶，2000: 238）。更甚者，根據此一規則所舉辦的資格認證考試只行一次，之後便不再辦理，這

---

[1] 在臺灣醫療史的發展過程中，一般稱日本治臺的前三十年為「傳教士醫療時期」（又名「醫療傳道時期」），像是杜聰明（1959）在其著《中西醫學史略》的「臺灣醫學教育之發展」一章中，便將臺灣醫學史分為五期：原始醫學期（1544年以前），瘧疾流行期（1544年至1865年），傳教士醫療期（1865年至1895年），日據時期（1895年至1945年），以及中國醫藥期（1945年起）。而該時期又常被認為是臺灣現代醫療的發生期。

亦導致中醫因老殘死亡的逐年減少，同時被以所培育之西醫者來取代之。如此情景無怪乎早有人指出，「管理漢醫，實施西方醫療的政策，也是殖民政府施政的一項重要環節。」（莊永明，1998: 173）

在殖民當局抑制中醫的謀略施展上，爲配合「臺灣醫生免許規則」的政策落實，同年亦公布頒行「取締國醫規則」來明定無照行醫之密醫行爲和觸犯該規則所定之不正當行爲等，警察得依法取締並停止或禁止其執業。（張苙雲，2001: 180）所以明顯地，這兩個政策法規一個旨在劃定「合法／非法」的中醫醫療執業界線，而另一個則針對被劃定之中醫「非法」行爲來取締，更進而可推之，一個係在確定和限定中醫人數，另一個則在逐步消滅之。1905年12月當局又進一步制定「臺灣醫生業務停止處分標準」，來對執業不當的中醫勒令其停業處理，「尤其，總督府未再給予醫生許可證，抑制傳統醫生爲既定政策，其人數遂逐漸減少。」（范燕秋，1995: 239）由此觀之，抑制中醫的發展自日本領臺後便已開啓並逐步深化，這是殖民當局的醫政謀略，而在此般謀略中，弘揚西醫的在臺發展也逐漸被制度化的進行。

隨著殖民地醫學教育的醫療人才養成，當局於1916年1月訂定「臺灣醫師令」來重新規範醫師資格，依據其第二條第一項所定之准許資格爲：（臺灣省文獻委員會，1995: 230）

一、畢業於臺灣總督所指定之官立或公立學校者；

二、畢業於臺灣總督府醫學校者；

三、及格於臺灣總督所指定之考試者；

四、畢業外國學校或在外國得有醫師執照之日本國臣民，而適合於臺灣總督所定者；

除此之外，領有內務臣之醫師准許者，不拘前項所定，得為醫師。

由於殖民當局指定或認可的醫學教育皆以西方生物醫療爲主體，所以顯見地，當1902年中醫資格認證不再辦理後，這醫師令已正式範定臺灣醫療從業者的合法資格。至此，西方醫學之範型已在這法令中奠立了基礎，並成爲醫政制度化的根源，顯見統治當局介入殖民地醫學的模式係獲具成果。

總之，從這時期相關的醫事法規來看，其當局的醫政謀略係清楚呈現出「抑中揚西」的醫業偏向，而這樣的偏向當然是出自其生物學統治的醫政論述而來。所以根據這般的醫政謀略，殖民當局用以處置與打擊中醫的具體醫政權力，便可據此合法地展開。

肆、醫政權力

在建基於西方生物醫學範型以及「抑中揚西」的醫政構造下，必然對傳統醫療的診治過程會存有層級差異的鄙視性看法，像是山口秀高（1996: 51）對傳統中醫缺乏近代醫學知識的認定，就曾發表如此的觀點：

> 本島之所謂「醫生」者，到底算不算醫者？可不可以託以寶貴的人命？實不必明述，大家都很清楚。事實上，他們連生理、病理為何物都不知；最甚者，更有不識字者，他們只聽患者的陳訴，便隨便捉一些草根樹皮塞給患者。……

這顯然意味傳統中醫的迷信無知，以及對人種健康的危險，因此必須要對其管制，所以「臺灣醫業規則」的頒布部分亦肇因於此。然而，該規則似乎無法發揮對中醫的管制效果，以致當時的臺灣中央衛生會會長便對殖民當局提出一建議案，內容大致爲：

> 在本島，所稱之醫生即從事患者之診斷及投劑者，本地人主要依賴彼等而接受疾病治療，其施術、藥方雖各自有異，但基於氣性相通及治病養生之感情，本地人倚賴一般醫生之心理與對內地人開業醫並無不同。然而，先前業已發布臺灣醫業規則，本島醫生幾無申請醫師執照之意願，當時對於本地人按照以往方式接受診療一事暫時不予過問，……但在日新月異之今日，若對此完全置之不理，則在取締上不便之處甚多。故而於今之際，希望能對本地人所稱之醫生舉行簡易試驗，並依其成績發給醫業臨時執照，以收統制之效。[2]（許錫慶，2001: 60）

---

2 該建議案被列於明治四月份衛生課業務報告中之附件第六號。

此建議內容，係以「統制」的論點陳述之，並試圖強化當局對傳統中醫的權力控制。而如此論點，亦必然與後來用以抑制中醫發展的「臺灣醫生免許規則」之出現高度相關。

「臺灣醫生免許規則」基本上是一項對中醫的權力規範，雖是賦予了中醫醫療的正當性，但卻只執行一次的執業資格考試，致使日治時期具認證的中醫，從1901年之1223人逐年下降至1942年之97人[3]（臺灣省行政長官公署統計室編，1946: 1249）。這種情形或可如當時的葉榮鐘（1983: 324-325）所憶述：「老一輩的中醫師凋零殆盡，後繼無人，已經是一般人公認無可避免的趨勢。」可見醫政權力下的中醫場景，宛如武士悲歌而大都敗戰倒地，即使存活下來的，依然逃不過西方醫學的整治，而淪爲從屬性的邊緣地位。如早先1901年5月16日的府令第四七號關於「臺灣醫生執業規則」的擬稿中，其間通告案的第四項即稱「應讓領有執照之醫生與醫師、公醫保持密切聯絡，自然養成對之信賴之習慣，醫師應常誘導、指示醫生，保持等同師徒之關係，當然不得有業務上互相誹謗之行爲，且在衛生行政設施相關方面，應誘導其擔任輔佐性工作。」（許錫慶，2001: 239）此種師徒層級關係已

[3] 另外，據張苙雲所研究，相較於中醫的萎縮，屬於西方醫學範疇的醫師、牙醫師，以及助產士等人數卻與日遽增，這係更突顯出中、西醫勢力之消長：如醫師人數由1897年的259位，到1942年的2,241位，而1945年時則有3,426位；日本領臺後數年並沒有齒科醫師，到1909年只有4位，1942年時有567位，1945年則為738位；助產士和護士亦呈現出類似發展軌跡，助產士的人數由1897年的9位，到1942年的2,159位。（張苙雲，2001: 181）

標定了中醫的「受教」角色，並賦予公醫對它的指導權力，是故到了1920年7月殖民當局即因對公醫職權的修訂，而正式規定其第八條「對區內漢醫負監督之責」（莊永明，1998: 160）。

儘管日治時期一連串的醫政權力對中醫之抑制，但中醫並非毫無力挽狂瀾之心。1920年代末葉，臺灣中醫與藥種商（漢藥店經營者）即曾結合日本漢醫界來掀起一場「臺灣漢醫復活運動」，試圖恢復中醫昔日光彩並進而能再求與西洋醫學對抗；1930年8月中醫界更向臺灣總督府提出請願書來要求「漢方醫學生存續」，但卻沒有獲得當局善意的反應，更甚者，中醫界的這股復振力量隨後在當局壓迫下於1932年被迫停止與瓦解。（莊永明，1998: 178-179）可見中醫的殘存命脈在面對統治者強大的醫政權力對待時，其所呈現的只是不堪一擊與脆弱，而在與西醫的層級差異關係中，其所得以選擇的多只是抑制和消滅。

伍、結語

綜觀日治時期之前的歷史過程，隨著漢人移民的增多以及漢人政權的在臺建立，中國傳統醫學已逐漸地成爲臺灣的醫療主體，然而這主體到了清領末期西方帝國挾其科技優勢的入侵後卻開始改觀，亦即西醫的傳入而與既存的中醫產生衝突對抗之關係，此外，清末的洋務運動風潮也隨著劉銘傳的現代化建設主張而影響臺灣，並且以西醫為本來建立了第一個屬於官方的醫療機構（官醫局、官藥局），至此西醫發展已在臺灣醫政關係中嶄露出頭角，同時也象徵著中醫發展在這一波中西醫學對抗中的頹勢處境。

但是中醫的發展困境並非僅只於此，伴隨日治時期的來到，中醫所遭遇的第二波衝突處境更對其在臺發展產生了攸關存亡的危機。在明治維新時期，日本即已進入了國體西化之進程，西方生物學典範成為國家統治的基礎，而這般統治基礎也影響了殖民地臺灣的醫政論述，像是後藤新平便提出殖民統治的「生物學原則」來做為施政方針並以科學觀念主張醫政統治的必要性，於是以西醫為主體的醫政圖像便由殖民當局所開展出來，同時也對既存於民間社會的中醫產生論述上的衝突與排斥。

此般衝突與排斥狀況首先可從當局的醫政謀略中看出。1896年的「臺灣醫業規則」即在於範定中、西醫學體系間的層級關係，1901年的「臺灣醫生免許規則」旨在劃定中醫執業的「合法／非法」界線並隨後停止新中醫登記，同年的「取締國醫規則」便是針對所謂「非法」的中醫來加以取締之規範從而使中醫逐漸減少，最後在1916年當局訂定了「臺灣醫師令」試圖以西醫教育養成來規範醫師之資格，由此可見，當局的這些相關政策之產出皆在進行一場「抑中揚西」的醫政謀略。

再者，中醫所遭受的衝突與排斥狀況亦可從醫政權力來直接呈現出。「抑中揚西」的醫政謀略使得中醫遭受層級抑制的權力對待方爲可能，這係爲具合法性的權力抑制處境，因爲中醫「醫生」被殖民當局視爲迷信無知的同義詞，於是以科學西醫來統制不科學中醫成爲醫政權力的施展目標，而目標之一是讓中醫自然的凋零滅亡，如中醫在1901年只舉辦一次的執業資格考試便是這般的權力施展；目標之二是使這些合法執業的中醫淪爲從屬性的邊緣角色，必須受到西醫的指導與監督。

總之，日治時期的中醫發展在殖民當局的生物醫學統治下，直接成爲政權的處置對象，所以此時期中醫界的反抗力量便顯得微不足道，這是西方醫學結合殖民政治所形塑出的特殊醫政情勢使然。從臺灣醫療發展角度觀之，日治時期這種「西優中劣」和「抑中揚西」的特殊醫政關係，明顯地已經影響日後臺灣中、西醫療專業上的優劣局勢，這誠如張苙雲（2001: 310）所說：「光復後國家的醫療範疇不出日本殖民政府之右，就制度面而言，目標僅止於消極維持已有的衛生醫療制度的規模，頂多延伸醫學教育與專業給證規範，而這兩點規範的內容，正延續加深了日據時的西優中劣之醫學專業內不平等情勢。」甚至是今日中、西醫學雙方所存在相當明顯的位階關係，不也是日治時期這般醫政處境的延續嗎？

第六章

臺灣戰後初期的中醫醫政發展

壹、前言

綜觀臺灣歷史發展過程，日治時期的五十年間是屬兩岸政權分立的型態，並且從明鄭以來在臺灣所涵塑的漢文化亦開始與大陸分流。而這期間兩岸政局變動所帶來的現代化運動風潮也促使兩地新舊文化的衝擊與激盪，在大陸是民國建立後產生的新文化、新思想風潮，而在臺灣是殖民當局引進以西方思潮爲基礎的生物學統治策略。

因此這時期兩岸雖分屬不同政權的統治型態，但是充滿西方色彩的現代化過程卻分別地影響了兩岸文化、知識、技術與制度的發展，同時也與既存的文化傳統產生對抗。然而，也因爲這時期兩岸是分屬不同政權的統治型態，所以儘管同樣是經受西化氛圍的影響，卻也發展出不太一樣的現代式政治社會圖像，以致與既存文化傳統的對抗模態也就有所差異。

隨著時序推移，1945年日本戰敗退出臺灣後兩岸政權旋即再度合一，而兩岸人民的繁複往來亦造成文化的相繼合流，然這般的合流過程卻因兩岸長期分隔發展而產生相當程度的社會文化隔閡。所以戰後初期的臺灣係呈現出動盪的紛亂形態，即一方面須回歸與配合國府統治的政局步調，另一方面卻因社會文化隔閡導致與陳儀政府的諸多誤解衝突情境之發生。

是以，戰後的臺灣社會發展景象便存在著這般動盪紛亂形態的情況，此係因兩種社會文化在匯聚之際所必然會產生的調整過程，而這調整過程也勢必與先前的兩種社會發展各別有著延續與斷裂關係。因此，從戰後至國府遷臺前的這段光復初期，臺灣的社會發展狀態應同時受到國府大陸時期與臺灣日治時期的社會文化所影響，且在融合過程中逐漸形塑出屬於自己在此時期特定之社會樣貌，並非單純延續某一社會文化的特質。

由此觀之，在這般社會發展的歷史背景下，此時期相關文化、知識、技術與制度的呈現都必然擁有先前時期的諸多痕跡。就此而言，本章旨在探索戰後初期中醫在臺灣的發展概況，而爲能深入地解讀此時期這般中醫文化的生成，便必須先檢視中醫在國府大陸時期與臺灣日治時期的發展情勢，從而歸納出它們在發展過程中的因果脈絡關係。

同樣地，本章將就先前之醫政論述、醫政謀略、和醫政權力爲指標，所歸納整理國府大陸時期與臺灣日治時期的中醫發展特徵，來進行兩者間同異之分析。接著再據之與戰後初期的中醫發展景觀相對照，以期彰顯其間之延續與斷裂關係。這樣的討論邏輯，係以中醫醫政的發展爲論述軸線，難免少有涉及中醫在民間社會的發展議題，這雖是本書的限制所在，但基本上仍然符合本章針對中醫醫政發展的問題設定。

貳、國府大陸時期和臺灣日治時期的中醫發展比較

要比較國府大陸時期與臺灣日治時期的中醫醫政概況，必須兼顧從抽象到具體的分析視野，因此以醫政論述、醫政謀略、和醫政權力三個層次來做為比較指標，是同時可突顯其意識觀念和權力操作之意含。醫政論述是比較由時局所影響的支配性醫政觀念，醫政謀略則在比較與其個別有關中醫發展的一些政策佈局，而醫政權力便是直接比較當局對中醫的壓迫關係。

一、醫政論述

在國府大陸時期，由於清末民初從西方傳進來的科學觀念已在自強運動和建立新中國的現代化氛圍中逐漸成為較具支配性的政治意識，而且西方醫學更挾其科學性質逆轉了中醫長期來具主宰地位的醫政位階，因此在掌握國家醫政優勢的西醫所設定之「現代／傳統」、「科學／不科學」的醫療分類認知框架時，中醫便容易落入被批評和攻擊的窠臼中，而成為傳統與不科學的弱勢醫療族群。

而在臺灣日治時期，由於明治維新時期日本即已進入了國體西化之進程，以致西方生物學典範成為國家統治的基礎，而這般統治基礎也直接影響了殖民地臺灣的醫政論述，像是後藤

新平便提出殖民統治的「生物學原則」來做爲施政方針並以科學觀念主張醫政統治的必要性。於是以西醫爲主體的醫政圖像便由殖民當局所開展出來，同時也對既存於民間社會的中醫產生論述上的抑制與排斥。

二、醫政謀略

在國府大陸時期，由於西醫掌握了民初的國家醫政位階，於是在相關醫政法規的佈署上便擁有優勢的裁定權。是故，只要涉及到中醫層面的規定便常會呈現出抑制性意涵，甚至有排斥中醫權利的法規被制定出來，但中醫界也並非毫無反制力道，在一連串的中醫界團結聲浪和聯合支持國粹文化的政治力量中，亦迫使政府進行相關醫療政策的調整，如1931年對排斥中醫之「醫師暫行條例」的修正調整便是一例。然而，雖然經中醫界持續抗爭後而有較爲平等的「醫師法」出現，但觀其內容依然存有不利中醫發展的諸多規範。

而在臺灣日治時期，殖民當局以西醫做爲醫政統治模式是直接體現在醫療政策的佈署中。諸如1896年的「臺灣醫業規則」即在於範定中、西醫學體系間的層級關係，1901年的「臺灣醫生免許規則」旨在劃定中醫執業的「合法／非法」界線並隨後停止新中醫登記，同年的「取締國醫規則」便是針對所謂「非法」的中醫來加以取締之規範從而使中醫逐漸減少，最後在1916年當局訂定了「臺灣醫師令」試圖以西醫教育養成來規範醫師之資格，由此可見，殖民當局的這些相關政策之產出皆在進行一場「抑中揚西」的醫政謀略。

三、醫政權力

由上述可知，在國府大陸時期相關醫政法規產出的背後，其實是充斥著「衝突——對抗」的權力關係。所以就醫政權力來看，西醫使用國家醫政權力來抑制中醫，而中醫也尋求政治支持力量來加以反抗，譬如陳立夫等黨政大老的支持便是一例，致使彼此之間呈現著動態的拉鋸效果。然而這是一場不對等的拉鋸戰，雖然此時期中醫在國家醫政層面上從未被西醫成功地掃除消弭，但優勢的醫政權力卻一直是穩定地偏向西醫。

而臺灣日治時期「抑中揚西」的醫政謀略，卻使得中醫經受強制性的合法權力之約制而難以反抗，因爲中醫被殖民當局視爲迷信無知的同義詞，於是以科學西醫來統制不科學中醫便成爲醫政權力的施展目標，而目標之一是讓中醫自然的凋零滅亡，如中醫在1901年只舉辦一次的執業資格考試便是這般的權力施展；目標之二是使這些合法執業的中醫淪爲從屬性的邊緣角色，必須受到西醫的指導與監督。

綜合觀之，比較國府大陸時期與臺灣日治時期的中醫醫政概況，可歸整其同異如表1：

表1　國府大陸時期與臺灣日治時期的中醫醫政概況之同異

	同	異	
	國府大陸時期與臺灣日治時期	國府大陸時期	臺灣日治時期
醫政論述	強調西方科學的醫療觀念。	科學成為較具支配性的醫政意識。	生物醫學直接成為殖民統治意識。
醫政謀略	意圖抑滅中醫的政策佈署。	壓制與反制政策交錯的動態拉鋸。	西醫取代中醫的「抑中揚西」政策。
醫政權力	對中醫發展進行直接約制。	中西醫療「衝突——對抗」的權力關係。	難以反抗殖民醫政的中醫學處境。

簡言而論，國府大陸時期與臺灣日治時期的中醫醫政情勢，相較之下係有其同異之處。就兩者相同之處而言，醫政論述皆是強調著西方科學的醫療觀念，而其醫政謀略亦皆在規劃意圖抑滅中醫的政策佈署，以致在醫政權力上便是對中醫發展進行直接約制了。

另外就兩者相異之處而言，由於國府大陸時期科學只是成爲較具支配性的醫政意識，而非如臺灣日治時期之生物醫學直接成爲殖民統治意識，所以在醫政論述方面，國府大陸時期便不如臺灣日治時期的那般具備絕對性意志，而不過只是較具優勢的論述意志而已。也因此，在醫政謀略上便也存有不同的呈現，如國府大陸時期的醫政佈署係呈現著壓制與反制政策交錯的動態拉鋸，而臺灣日治時期便明顯係爲西醫取代中醫的「抑中揚西」政策之產出。這般的政策差異也影響了實際上各別醫政權力的施展，像是國府大陸時期便展現著中西醫療「衝突

——對抗」的權力關係，而臺灣日治時期則是展現出難以反抗殖民醫政的中醫學處境。

參、戰後初期的中醫醫政發展與變遷

國府大陸時期中醫發展所面臨西醫強勢壓境之景象，已漸形標定出「西優中劣」的醫政論述和「抑中揚西」的醫政謀略與權力，同時伴隨著臺灣光復後兩岸政權的再度合一以及相關醫療措施配合國府醫療體制之調整，這景象也可能預設了戰後臺灣的中醫醫政發展之格局，亦即國府大陸時期的中醫發展景象將會影響戰後臺灣的中醫醫政發展。同樣地，臺灣日治時期的中醫發展在殖民當局的生物醫學統治下，亦形構出「西優中劣」和「抑中揚西」的特殊醫政關係，此關係也明顯影響日後臺灣的醫政處境，這誠如張苙雲（2001: 309）所說：「光復後國家的醫療範疇不出日本殖民政府之右，就制度面而言，目標僅止於消極維持已有的衛生醫療制度的規模，頂多延伸醫學教育與專業給證規範，而這兩點規範的內容，正延續加深了日據時的西優中劣之醫學專業內不平等情勢。」

臺灣光復後，國府隨即進行日產、機關、以及各項行政軍事之接收，而整體的接收過程基本上係分：全部接管、部分接管、保留接管，其間之接管原則又分：維持原有機構或業務、整理過去分散或不健全之機關或業務、改革違反人民意向及不合國情之制度等；另外就處理部分而言，亦可分：照常推行工作者、一部分變更工作者、停頓或廢除者等三種。（臺灣省文獻委員會，1995: 428-32）據此區分，在日治醫療機構和醫療事務的接管與處理層面上，除主管人員的調動外，主要係以完全接管方式之進行來維持原有機構或業務，並採照常推行工作者之方式來處理相關接管事宜。於是可知，光復初期臺灣的醫療機構或業務，大致係延續著日治時期之規模進行，國府當局或有著力的部分，只是在因戰爭受損之醫療機構的重建或新建而已。

就此而論，由於殖民過程對中醫醫政的約制與翦除，戰後初期國府係只接收和延續日治時期以西醫爲發展軸線的機構或業務，而中醫業發展幾達滅絕的處境，這甚至如陳立夫（1980: 22）所指，「當臺灣未受日據以前，中醫幾達兩千人之多；光復之日，有執照之中醫師僅餘八人。」然而光復之後，於1943年國府在大陸通過之標榜中、西醫師地位平等的「醫師法」亦開始適用於臺灣，使得苟延殘喘的在臺中醫業得以復興，再加上大陸來臺之中醫業者，促使「中醫師人數曾一度急增」（江東亮，1991: 435），頓時臺灣中醫發展顯示出蓬勃景象。

1946年臺灣開始辦理醫師登記，而根據本省醫事人員登記辦法規定，只要憑日據時期醫事人員之證件即可核發醫事人員臨時證書，同時彙報中央考選部核發各該業醫事人員考試及格證書後，再向內政部請核頒職業證書即可申請執業（李悌元，1975: 肆9-2）。另外，1947年內政部也公布實施「醫師人員甄訓辦法」，其中有規定包括大陸地區的全國非正規學校畢業執行醫師業務者，或執業有年未具法定資格之醫事人員，在該員提供資歷證明及繳交保證書後皆可授與醫師資格（陳金生，1997: 123）。這些登記與甄訓的規範辦法雖然顯現出戰後初期臺灣醫業的放任與混亂，但卻也讓中醫得以在臺灣重獲身份和休養生息。

然而依據醫師法之規範，中醫在臺灣是否眞的取得與西醫同等的醫療地位呢？特別是臺灣光復後到國府遷臺前的這段戰後初期，中醫的發展是否只是延續或是已經擺脫了過去的諸多桎梏呢？對於此等質問，底下將以醫政論述、醫政謀略、和醫政權力三面向來探究之。

首先就醫政論述面向而言，儘管醫師法中已強調中西醫師地位平等，但「光復後臺灣醫政一直操在西醫之手」（陳俊明等編，1994: 113），包括國家衛生教育行政等部門均以西醫為主體，因此科學醫學之論述依舊影響著戰後臺灣的醫政景觀。所以針對中醫的這般復振現象，西醫吳基福（1980: 335）便直謂「臺灣光復後，中醫從滅絕邊緣重振聲威。他們大唱中國文化的高調，發起國粹主義的旗幟，自稱為『國醫』。但可惜的，中醫不圖經由學術及教育的道路以建立基礎，提升水準，卻捨本逐末的，致力要藉『廣告』以起飛，並想從政治上取得與西醫同樣的合法平等地位。」這係以科學論述角度批判中醫以傳統文化復興為發展理由，同時也顯現出此時期依然是「西優中劣」的醫政主張。

再者就醫政謀略部分，誠如學者所稱「1945年之後，中國政府開始放鬆對臺灣中醫的管制。」（李卓倫、紀駿輝、賴俊雄，1995: 61）這似乎預示著中醫在臺灣的發展即將呈現著欣欣向榮的態勢，像是在本省醫事人員登記辦法與醫師人員甄訓辦法中給予中西醫師的合法登記，以及依據醫師法第三條第三款所指「曾執行中醫業務五年以上卓越聲望者，得應醫師檢覈資格」之規定，皆讓中醫師身份之取得更爲地符合現實需要和文化需求。然從醫政發展的科學化視角來看，這種放鬆管制其實並非是對中醫進行正向的扶植，而毋寧是對其採行自由放任或自求多福的策略方式，因爲此時期仍然實施著排除中醫教育在外的西醫教育政策，以致在這般「抑中揚西」的醫療人才培育上逐漸「形成西醫獨大而中醫萎縮的局面」（張苙雲，2001: 169）。

最後在醫政權力面向中，因循「西優中劣」的醫政論述與「抑中揚西」的醫政謀略之境況下，一場西醫對中醫的權力排除劇情便在此時期的臺灣醫政場景裡展開。譬如戰後受國府所託而接掌臺大醫學院兼醫院院長的杜聰明，1946年意圖在臺大醫學院內設立「漢方科」並積極籌備之，但是隔年臺大校方便以漢醫藥太落後和不夠科學之理由否決（楊玉齡，2002: 228-229），而據參與「漢方科」籌設的翁廷俊在其回憶中亦曾指「民國三十六年時，校方認爲如此落後的東西怎可以設在臺大醫院內，而以一紙命令撤銷」（莊永明，1998:

389）。這係科學論述所展現在對排除中醫的權力關係中，而此般排除的權力關係亦可呈現在相關醫政單位的政策謀劃裡。譬如1948年底，省衛生處在臺北衛生院所舉行的全省保健工作檢討會中，即有決定三個新工作要點：一、中醫師不再施行注射。二、西藥須醫師處方，方准藥商出售，中醫師不得自行施用。三、外科手術須確屬西醫醫師所專習者，中醫師不得施行。（葉龍彥，1993: 111）

綜上所論，戰後初期臺灣中醫醫政發展之概況，可簡明歸整如表2：

表2　臺灣戰後初期的中醫醫政概況

	臺灣戰後初期
醫政論述	主張科學醫學的醫政觀。
醫政謀略	「抑中揚西」的醫政佈局。
醫政權力	科學西醫排除不科學中醫的權力關係。

亦即，在醫政論述上是由主張科學醫學觀的西醫掌握醫政並反對中醫藉由復興國粹文化而復振；在醫政謀略上是採放任而非扶持的中醫醫政佈局與「抑中揚西」的醫政教育養成；而在醫政權力上則是呈現出科學西醫排除和拒絕不科學中醫的權力關係。

肆、結語——延續與斷裂

從社會發展的角度來說，沒有一個歷史時期在時間的洪流中會突然出現或消失，因為任何發展上的轉折都必然有其可依尋的因果脈絡，並且各個時期的發展階段在不同的時空情境下亦會產生差異。因此探討臺灣戰後初期的中醫醫政發展概況，便必須上溯到對國府大陸時期與臺灣日治時期之中醫發展的討論，進而比較其發展過程中的延續與斷裂關係，才可顯示該特定時期所具有的醫政意義。

就延續關係來說，戰後初期臺灣的醫療機構或業務大致係延續著日治時期之規模進行，國府當局若有著力的部分也只是在重建或新建因戰爭受損之醫療機構而已。而在醫政方面，大致來說也是延續著國府大陸時期與臺灣日治時期之中醫發展的共同點，亦即在醫政論述上皆是強調著西方科學的醫療觀念、醫政謀略上也都在進行抑制或弱化中醫的政策佈局、進而在醫政權力上便是容易形成對中醫發展的排除效應了。

另外就斷裂關係來說，戰後由於兩岸政權的合一，因此臺灣的政治社會情勢皆須回歸與配合國府統治的步調，所以在醫政論述上便是偏向著國府大陸時期之西醫掌控醫政的較為優勢論述，而與臺灣日治時期之西醫直接成為統治論述的醫政場景產生斷裂關係。然而在醫政謀略上，由於戰後初期臺灣的特殊時局影響以及尚待復興的中醫勢力不若大陸中醫界龐大，因此與國府大陸時期那般在醫政上所呈現壓制與反制政策交錯的動態拉鋸情景產生了斷裂關係，而毋寧是偏向了日治時期所呈現「抑中揚西」的醫政佈局。最後在醫政權力上，這時期的中醫界尚無如國府大陸時期出現可對抗西醫的權力關係，同時中醫也未如臺灣日治時期所經受殖民統治的直接權力，但此時期卻也都部分受到兩者的影響：亦即國府大陸時期之科學西醫的優勢支配力量以及臺灣日治時期中醫較缺乏的反抗權力，以致造成了一種科學西醫排除不科學中醫的權力關係。

總之，光復後到國府遷臺前的這段戰後初期，可說是臺灣歷史過程中一個重要的關鍵期，因為它一方面承受著先前兩個既存文化差異社會的聚集，另一方面又必須調整符應即將到來的新社會時局，雖然這時期僅有短短幾年（1945-1949），但是諸多政治社會文化的震盪卻深遠地影響了日後的臺灣歷史走向。就中醫醫政來看，戰後初期確實也存有這樣的發展景象，因為它也同時承受著國府大陸時期與臺灣日治時期之中醫發展的聚集與影響，並且在此聚集中既延續又斷裂地形塑出屬於自己的特定圖像，進而提供未來臺灣中醫醫政發展的可能方向。

是故，戰後初期的中醫醫政情勢其實已經預示了未來臺灣中醫的發展格局，1949年國府遷臺後的中醫醫政景象或許逐步地有些改變，但大體上皆是以這時期的醫政格局為模本來延續與修正之。這係歷史發展的因果脈絡呈現，而任何的歷史事實也都將有跡可尋。

第七章

國府威權時期的中醫醫政發展

壹、前言

臺灣中醫發展在日治時期確實經歷相當沉重的抑制，因為以西方生物醫學為範型的殖民當局直接藉由統治權力做為處置手段，逐步且有效地將中醫逼入滅絕的境地，譬如依據光復後之行政長官公署統計室所編（1946: 1249）的《臺灣省五十一年來統計提要》中，即載明日治時期有執照之中醫師人數已從1901年之1,223人逐年下降至1942年之97人；又據臺灣省文獻委員會編（1995: 356）的《重修臺灣省通志》中所指，1945年日本政府戰敗時臺灣有執照的中醫師僅有數十人，而李卓倫等人（1995: 61）更直稱已經尚不足20人了；更甚者，長期支持中醫發展的黨國大老陳立夫（1980: 22）亦曾痛陳「當臺灣未受日據以前，中醫幾達兩千人之多；光復之日，有執照之中醫師僅餘八人。」依此之述，不管日治末期確切的中醫人數所剩為何，但對臺灣中醫發展的壓迫境況卻已明顯可知。

戰後日本旋即退出臺灣，政權光復的同時也帶來文化的光復，因此屬於中華文化一環的中醫業也開始復振和蓬勃發展起來，而這樣的發展景象係同時可從政府醫政層面和民間社會層面來看出。在醫政層面，1946年臺灣開始辦理醫師登記，而根據本省醫事人員登記辦法規定，只要憑日據時期醫事人員之證件即可核發醫事人員臨時證書，同時彙報中央考選部核發各該業醫事人員考試及格證書後，再向內政部請核頒職業證書即可申請執業（李悌元，1975: 肆9-2）。另外，1947年內政部也公布實施「醫師人員甄訓辦法」，其中有規定包括大陸地區的全國非正規學校畢業執行醫師業務者，或執業有年未具法定資格之醫事人員，在該員提供資歷證明及繳交保證書後皆可授與醫師資格（陳金生，1997: 123）。這些登記與甄訓的規範辦法雖然顯現出戰後初期臺灣醫業的放任與混亂，但同時卻也讓中醫得以重獲身份和發展。

在社會層面，誠如陳君愷（1999: 119-120）所稱「戰後的臺灣，若就大衆及小衆的傳播方式整體觀之，傳統中國文化的思維方式成爲主流，理性主義進步思潮反而被擠壓到邊緣，躲在學院與醫院等醫療環境中。」也就是說，由於中華文化復興或是藉由中華文化復興之機會，存在於民間社會的中醫療法已突破過去的管制困境而開始大行其道，其間不但逐漸收復過去中醫所盤據的故土，並且成爲民間醫療的主體而與西醫當道的政府醫政產生競爭性的對比關係。所以從民間自主性的就醫選擇來看，同時配合著國府有意放鬆對中醫管制的政策出現，以致戰後初期的中醫發展確實呈現出欣欣向榮的樣貌。

1949年國府遷臺後，整個政府體制亦移往臺灣並依時局進行調整，像是中央衛生主管單位就縮減編制而改隸於內政部衛生司所轄，同時隨著時局的變化與需要，到了1971年時又撤銷隸屬內政部的衛生司並同時成立行政院衛生署，至此國家的最高醫政組織便確定了下來。然而在臺灣這般的醫政發展情境下，中醫又是呈現出何種發展樣貌呢？所以底下，本章的問題意識便是直指這時期的醫政模式對中醫發展有何影響？而這影響又讓中西醫學體制產生了何種關係？當面臨了這種關係時，中醫又有何對應方式？其結果又是如何？經由對這些問題意識的討論，國府威權時期的中醫發展圖像將應該會更清楚地被呈現出來。

貳、醫政論述

由於1945年戰後兩岸政權再度合而爲一以及1949年國府遷臺所帶來政權的直接移入，過去由西醫主導的國家醫政景觀亦同時複製於臺灣，以致於日後臺灣的相關醫藥行政和醫學教育皆以西醫爲主體，從而在此般由西醫論述所操縱的醫政情境下，中醫發展必然會遭受相當程度的管制。

1956年政府當局順從了中醫界請願而同意設立公立的中醫院校與中醫藥研究機構，這係標榜著臺灣中醫發展的一大里程碑，然而卻因西醫控制醫政的影響，致使該中醫發展規劃的推展產生困難，像是公立中醫院校的教育推展規劃便一直是胎死腹中，林昭庚（2004: 109）即認爲這是「因爲衛生行政及教育部高教委員並無中醫背景者在中」所致。而在中醫藥研究機構部分，雖然1957年成立了國立中國醫藥研究所，但因該機構「一向操在西醫之手」且「研究預算不及西醫的百分之一」（陳俊明，1994: 113），導致在發展上受到相當的局限*。

另外，1971年行政院衛生署成立後，雖設置了中醫藥委員會來做爲中醫藥發展的最高指導單位，但是在西醫醫政的控制下卻僅淪爲一諮詢單位而無實際的醫政權責，導致中醫藥的相關行政職掌係分別由醫政處與藥政處管理，成爲西醫主導中醫發展的特殊景觀。結果在中西醫學有別及醫政位階的不平等情況下，就可能如林昭庚（2004: 204）所說，西醫醫政對中醫藥「在輔導管理上往往衍生偏差，甚至索性以不肖一顧的態度，任其自生自滅，致使中醫藥長期入於萬劫不復的狀態。」

由此可知，在西醫主導的醫政架構下，中醫發展將勢必會受到介入與管制，這係因西醫以其科學論述自居，進而對中醫產生不科學以及不夠水準的醫療認知，所以各種排除中醫的論述聲浪便不斷出現，對此吳基福（1980: 335）即曾有此述：

> 臺灣光復後，中醫從滅絕邊緣重振聲威。他們大唱中國文化的高調，發起國粹主義的旗幟，自稱為「國醫」。但可惜的，中醫不圖經由學術及教育的道路以建立基礎，提升水準，卻捨本逐末的，致力要藉「廣告」以起飛，並想從政治上取得與西醫同樣的合法平等地位。

---

* 這般局限情景可根據陳介甫的陳述而略窺一二。他回憶其在1988年任職該機構後，便「發現該所連自來水管線也沒有，而係利用山泉水做為一般用途，政府對此國內唯一之中醫藥重視及應付程度，實不忍睹。」參見林昭庚主編（2004: 264-265）。

是故在此般論述下，西醫醫政阻礙中醫發展的情事便存有著「科學／非科學」的意識指稱而獲具正當性。譬如戰後受國府所託而接掌臺大醫學院兼醫院院長的杜聰明，1946年意圖在臺大醫學院內設立「漢方科」並積極籌備之，但是隔年臺大校方便以漢醫藥太落後和不夠科學之理由否決。（楊玉齡，2002: 228-229）另外，1950年代中國醫藥學院創辦之初，其所遭遇的阻礙亦困難重重，對此陳立夫（1994: 402）即直稱是「因淺學者多數認中醫爲不科學，爲其最大原因」所致，甚至1969年當學院內部紛擾不休時，教育部更乘機指派15位董事去改組且其中具西醫背景者便佔了9位，這無異是想讓中國醫藥學院朝西醫化來轉向。

其實不管是「漢方科」的成立或是中國醫藥學院的創辦，都是爲了中醫科學化的目的而來。受新式醫學教育的杜聰明想以科學的方法來研究與發展中醫，是爲實現其於日治時期之中西醫學一元化之夢想，而蔣介石爲避免中國醫藥學院淪爲西醫所控制並派陳立夫前去接任時也說：「中國醫藥學院依照教部之處理辦法，必將垮台，祇有你去，才能挽救，中醫歡迎你，西醫不便反對你，因爲你一向爲中醫說話。卻是學科學的。」（陳立夫，1994: 402）這種對中醫科學化的論述主張，甚至在1971年的中醫藥學會上，蔣介石亦曾明確地指示與會者：（陳立夫，1980: 25）

……所望諸君，共矢精誠，益加奮勉，以求新求本之精神，應用科學方法，融會時代新知，整理我國在醫藥上源遠流長、偉大淵博之遺產，研究其精微，貫通其義蘊，推陳而出新，窮理以致用，確實發揮民族保健之功能，恢弘濟世活人之效果，對於中華文化復興運動，作重大之貢獻。

所以科學化的醫政論述，也在中醫科學化的呼聲中逐漸成爲中醫發展的主軸，這是一種結合文化傳統與現代科學的醫政論述，也是符映著統治者試圖在臺灣復興中華文化與國粹的正當性訴求。是以，陳立夫便曾於1986年在國民黨三中全會上提出發展中醫藥全案並獲得支持，而當時任職立委的林庚申亦有言：「蔣總統經國先生召見本人，垂詢基層農民生活動態，以及中醫藥在社會中生態情形，蔣總統非常重視中醫國粹的發展，後來政府撥款伍億元分爲五年每年一億元，補助中國醫藥學院」（林昭庚，2004: 52），可見中醫科學化的醫政論述，已使得中醫發展在西醫主導的國家醫政下得以較爲順暢地展開，諸如受補助的中國醫藥學院便是以中西醫學一元化之發展爲治學目標。

儘管科學化論述成爲中醫發展的主要方向，然而這樣的論述卻也常受西醫的抨擊，認爲中西醫學之學理觀念不同以致根本不可能相容，所以中醫科學化的結果很容易會回頭來消蝕中醫的存在。對此張苙雲（2001: 181）也曾直指臺灣的醫療環境係不利於中醫發展，因爲「西醫主導的醫療場所，中醫的發揮空間是相當有限的。中醫的訓練、執業形式，以及醫療照護的內涵，在中醫科學化的口號下，亦逐漸西醫化。」另外，陳立夫則從西醫慣常批評中醫「不科學」的論述角度，而認爲這是西醫不瞭解中醫及較缺乏國學根底所致，因此使用「不科學」的武斷論述來標定中醫，本身即屬「不科學」的論述行爲，所以「習西醫者，若不以不長于中文爲恥，而以事事用西文爲榮，是謂『無恥之之恥，無恥矣。』西醫中國化，實爲教育局之重大責任也。」（陳立夫，1980: 67）

總之，國府威權時期受西醫主導的科學論述之影響，中醫發展亦朝向科學化來試圖獲得醫政支持的力量。然而，由於西醫佔據了國家醫政場域中的優勢地位，科學醫學（西醫）依舊阻礙其所認定之傳統醫學（中醫）的發展，而這種阻礙也將特別會展現在此時期臺灣之相關醫療政策與規範上。

參、醫政謀略

戰後由於兩岸政權的再度合一，以致1943年在大陸所制定標榜中西醫學法律地位平等的「醫師法」也開始適用於臺灣，結果配合著1946年本省醫事人員登記辦法以及1947年內政部所公布實施的「醫師人員甄訓辦法」，臺灣中醫界頓時蓬勃發展起來，而中醫人數亦急速暴增了數以千計。這般情景，促使主掌國家醫政的西醫界紛紛憂慮起來，特別是針對醫師法第三條第三款所指「曾執行中醫業務五年以上，卓越聲望者」

得應中醫師檢覈之規定，更讓西醫界對臺灣醫業發展產生了不安和混亂感覺，因爲他們質疑「卓越聲望」的條件過於含糊且有魚目混珠之意，可能提供「不科學」的密醫合法化管道而危害大眾生命健康。

再者，面對中醫科學化過程之使用西醫技術部分，西醫界更有不同的聲音出現，對此吳基福（1980: 35）就有如此的說法：

> 最令人不解的是：中醫既主張保存我國固有文化，則怎麼還反對中西藥業務分離的政策？怎麼還堅持行使未受正規訓練的外科手術，使用不知其學理的西藥，以取代固有文化？此種居心，應視為是不尊重國民生命及不珍視中國文化。

也就是說，中醫在復興中華文化的旗幟下理應以訴求傳統醫療方式爲主體，結果怎麼反而用現代醫療技術來取而代之，並且在不知西醫學理的情況下使用現代醫療技術將有害求醫者的生命健康。於是爲管制中醫使用西醫技術的科學化醫療景象，此時期便有相關醫政單位進行抵制中醫發展的醫政謀劃出現。

1948年底，臺灣省政府衛生處在臺北衛生院所舉行的全省保健工作檢討會中，關於醫政措施上就有決定三個新的工作要點，即：（葉龍彥，1993: 111）

一、中醫師不再施行注射。

二、西藥須醫師處方，方准藥商出售，中醫師不得自行施用。

三、外科手術須確屬西醫醫師所專習者，中醫師不得施行。

國府遷臺後，1950年臺灣省醫師公會便主張刪除醫師法第三條第三款；而1952年臺北市醫師公會也曾向立法院提出修正醫師法的請願，其中有包括「中醫師不得施行西醫療法：若恁其施行注射及外科手術，因中西混淆易滋疑慮，釀成事端，有予以嚴格查禁之必要。」之陳述；到了1957年時，臺灣省政府衛生處不但主張刪除第三條第三款，並且還增列條文來禁止中醫使用西藥和西醫器械。（吳基福，1980: 23、336）這皆可顯見西醫所主導的管制中醫之相關醫政法規的政策意圖，甚至1958年內政部也部分據此而開始草擬醫師法的修正案。

然而這樣的意圖卻也造成中醫界普遍的危機感，進而紛紛尋求支持性的政治力量來相抵制之，並且以保存國粹文化爲口號來聚合國內外中醫團體齊同施壓內政部。於是在團結中醫界力量和立法院衆多委員的支持聲浪下，西醫這波管制中醫的醫政謀劃已難有成效，同時爲避免與中醫界發生強烈的衝突，西醫界也不再公開主張刪除醫師法中的第三條第三款，而且臺灣省衛生處原先所力主增列「禁止中醫師擅施手術或注射或使用西藥」的專條條文，後來也輕描淡寫的改爲「凡醫師不依其修習醫學範圍濫施醫療者，由衛生主管官署科以三百元以下罰鍰，其藥械沒收之」。（吳基福，1980: 46）儘管如此，這雖是中醫在抗拒西醫醫政時所打出的一場勝仗，但是西醫對中醫所謀劃的管制政策卻不會於此際就終止。

1971年行政院衛生署成立，這不但是代表著國家醫政層級之提升，同時也意含西醫在醫療相關政策上的佈局將有更大的影響力。然而這種代表國家醫政的影響力對中醫的發展來說，在國府威權時期裡卻可能是一股更大的管制力道。

藉由修正醫師法的過程，1973年衛生署取消單科中醫考試而迫使針灸醫師考試併入中醫師特考，導致針灸醫師從此消失且造成「中草藥醫師精於藥不精於針」的現象，而阻礙了臺灣中醫的正常發展。（陳俊明，1994: 61）再者，1978年蔣經國即曾在國民黨中常會中指示要「加強中醫中藥研究」，這聲明使得中醫界大爲振奮，但是醫政單位卻對中醫發展依然採行管制策略，針對此般情景，林庚申便直言「衛生署並無遵照指示去做，瞞上欺下，陽奉陰違，還處處予中醫藥無情打擊，使中醫一蹶不振。」（林昭庚，2004: 110）所以明顯地，就國府遷臺後的整體醫政謀略看來，管制中醫的發展一直是西醫一貫的政策謀劃，甚至當衛生署成立之後，更有人指出其「不但未見發揚中國文化精粹，全盤西化政策下，甚且有計劃地『滅絕』中醫；若非黨國元老陳立夫先生大聲疾呼，中醫早已根斷苗絕。」（陳俊明，1994: 61）

關於從「管制」到「滅絕」中醫的謀劃，更可在施純仁任衛生署署長時試圖對中醫所採行的一些政策謀略中看出。譬如施純仁就曾試圖要把國立中國醫藥研究所從教育部劃隸衛生署管轄，使其降低層級來直接介入控管；又如在1986年的行政院第八次技術顧問會議上，當時的衛生署長施純仁即提出取消中醫學系並建議取消中醫師特考兩案，而且兩案也都被列入議題討論。（林昭庚，2004: 52）當然這般滅絕的政策主張皆引發中醫界的恐慌與不滿，也引起中醫全聯會與全國學術界來群情發文攻擊反對，甚至透過陳立夫以政治力量向政府施壓，方才使衛生署作罷。

由此觀之，國府威權時期由西醫所主導的醫政關係下，中醫似乎難以佔有一席之地，在衛生署底下所設置的中醫藥委員會，亦不過只具諮詢之功能而已，以致西醫藉由醫政謀略來持續對中醫的管制貶抑便不絕於耳。然而實際上，這般對中醫的管制效果並不只是呈現在直接性的政策壓制部分，對中醫發展之「不作爲」的政策放任情況，也是另一種對中醫的貶抑效果之展現。

綜觀國府遷臺後的臺灣醫政景觀，醫療政策明顯是採「西優中劣」之模式，亦即是對西醫採取扶植而對中醫進行貶抑，或如張苙雲（2001: 169）所指稱「由於政府對中醫採行自由放任的態度而少有扶殖，故而形成西醫獨大而中醫萎縮的局面。」而這種自由放任的態度，係相當符映陳立夫指責醫政單位對中醫所採「自生自滅」的政策之看法，包括中醫醫學教育以及對中醫藥的輔導皆然。國府威權時期，中國醫藥學院是臺灣唯一一所培植中醫人才的學校，而且是屬民間興學的私立院校，相較於中醫醫學教育，臺灣西醫醫學教育的發展便呈顯著蓬勃景象。再者如前述引文所指，西醫醫政對中醫藥在輔導管理上往往衍生偏差，甚至索性以不屑一顧的態度任其自生自滅，致使中醫藥長期陷於發展滯礙的狀態，像是西醫控制下之國立中國醫藥研究所的處境，在此時期即有如此的發展窘像。

誠如陳立夫在其〈我對于中西醫藥的看法〉一文中，提出對臺灣中醫發展之「僅僅的希望」裡所陳：「衛生行政機關，要扶掖中醫，不再採用任其自生自滅政策。」（陳立夫，1980: 11）這雖是他對當時主管醫政者的深沉呼籲，但同時也反映出此時期中醫發展在醫政謀略上的諸多困難。所以，管制排除與自由放任構成對中醫產生貶抑效果的醫政謀略，而根據這樣的醫政謀略，在現實具體的中西醫療體系之糾結與互動上，也必然會產生相對應的權力關係。

肆、醫政權力

在科學醫學的醫政論述下，其醫政謀略必然偏向「抑中揚西」的佈署局勢，從而在中、西醫學的互動關係中，便容易存在壓制性的醫政權力展現。所以國府威權時期的中醫發展境況，其面對西醫時所呈現出的醫政處境，即經常有著如此的管制景觀，諸如國家醫政對中醫學教育的漠視以及醫療保險對中醫的排斥與不公平對待等。這不但會使得中醫執業人才的不足與流失，並且也會造成求診中醫人口比率的低落，以致讓中醫發展在此時期產生相當大的困難。

1958年成立的中國醫藥學院，是此時期唯一一所培育中醫藥人才的教育機構，然而其創辦之初不但甚少獲得國家醫政的補助與支持，更在學院內部紛亂不休時試圖趁機使其西醫化發展。即使排除萬難後的正常教育過程，就整體中醫人才培育景象而言，其人數之有限尚只聊備一格，況且在西醫導向的臺灣醫療環境以及可供中醫臨床訓練醫院不足的情況下，這現實的諸多考量導致了中醫人才紛紛走向西醫界發展。針對此般現象，有人便曾依據相關統計數據而提及：「從民國61年至73年，中國醫藥學院中醫學系計畢業735人，其中517人取得中醫師資格（70.3%）；在取得中醫師資格者中，有441人取得西醫師資格。」（施純仁，1988: 11-12）這種高比率中醫人才的西醫化轉向，其實也已明顯點出了西醫潮流的管制性效果。

誠如張苙雲（2001: 169-170）所分析：

中國醫藥學院成立中醫學系尚不能有效改善中醫的劣勢，因為中醫制度是在比照西醫制度規劃下發展的：一來中醫學系的學生可以修習西醫的課程，大部分畢業生都擁有西醫執照，二來因為中醫教學場所的不足，中醫系畢業生無實習和「住院醫師」訓練，而無住院醫師訓練便和《醫療法》中所要求之醫師開業的條件相牴觸；第三，中醫院的規模成立先天上就有困境，它需要西醫系統內之其他系統，如護理和檢驗的配合。

此已呈現出西醫醫政對中醫的權力管制關係，因為在西醫制度的模式下，中醫只能服膺於國家醫政所設定的權力規劃，使得在中醫醫療人才的培育上埋下了西醫化之隱憂。

然而，這般人才流失與轉向的情景，卻也又引發西醫界的諸多責難，或甚而有直接主張廢止中醫教育養成機構的聲浪。如陳永興（1985: 152）即曾於1977年在報章投書〈廢止矛盾的中醫學系〉一文，其內容有言：

勉強來說，在臺中的私立中國醫藥學院，當年開辦時是有這種以研究中國傳統醫藥為目標的理想，當初教育當局准予成立中醫學系也許就是希望能以現代化的醫學教育來從事中醫藥的研究。可是沒有想到演變至今，中醫學系成為不倫不類、掛羊頭賣狗肉的學系，中醫學系的學生接受了現代醫學教育之後，對於其本來科目有關傳統醫藥方面的研究不感興趣，所以唸了中醫學系出來的畢業生不想作醫師法中所謂的中醫師，而想作醫師（一般人所謂的西醫），當然更談不上有幾個人真正樂意埋首於中國傳統醫藥的研究了。（66年3月22日臺灣時報）

職是之故，在具制度化的西醫醫政權力中，中醫人才流向西醫界的景象實是一種體制性間接管制的展現，而這般人才流動景象進而使西醫界批判中醫學系的存在必要性，以致廢除中醫教育的聲浪紛紛出現，此便是一種醫政權力壓制的直接性展現。

另外在醫療保險部分，醫政權力管制中醫發展的情勢更是明顯。其實早在1950年時勞工保險就已開辦，然而當時卻只對西醫開放保險給付，爾後1958年時政府又實施公務人員保險，此時同樣是排除中醫參與醫療保險事務。這般對西醫開放而排斥中醫的醫療保險事務景象，隨著納保人口範圍的擴增，已使中醫發展產生極大的困難，因爲保險所具備的便利和經濟特質吸納了廣大的就醫人口，造成需自付費用的中醫業漸次地萎縮，從而逐漸轉換了戰後初期中醫所盤據民間社會的醫療主體形式。

在中醫界的據理力爭下，1978年終於開始試辦中醫傷科門診的勞保業務，然而當時的給付範圍卻僅限於單純骨折與脫臼兩項，而1981年也才增加了打撲、捻挫傷等中醫傷科給付，所以此際之醫療保險對中醫發展的影響僅呈現著杯水車薪的效果。直到1983年以後，醫療保險才開始大規模介入中醫市場，因爲自該年起包括臺北市立和平醫院、中國醫藥學院附設醫院、高雄市立中醫醫院等皆開辦了勞保中醫業務，而且給付內容涵蓋了內科、婦科、針灸科，而1985年又增加了宜蘭六福中醫醫院、省立基隆、新營、嘉義、花蓮五家特約醫院，同時也增加其中醫傷科之給付。（李卓倫、紀駿輝、賴俊雄，1995: 63-64）

然而，中醫雖擴大其醫療保險的診療和給付範疇，但相對於西醫在全國所含括的醫療保險範疇，卻還是呈現著醫政權力的管制景觀。針對此般中醫醫療保險的管制處境，有中醫師即指出在這過程中「政府多有不合理的行政措施，在在都在扼殺中醫的生存與發展。」（林昭庚，2004: 57）可見在獨尊西醫的醫政情勢下，此時期的國家醫療保險格局係已局限了中醫業的發展命脈，同時，這亦可從民眾求診於中、西醫療的比率中，看出醫政權力的這般管制結果。

根據張苙雲（2001: 170）的說法，戰後「西醫人數爲醫師總數的88%」。又根據邱清華（1990: 6-7）在其《臺灣地區中醫醫療狀況及需求之研究》論文中對1980年代關於求診中西醫療比率之各項研究數據的整理，指出吳淑瓊等人對10個縣市分析結果顯示只求中醫藥者僅佔5.2%；蔡淑芬發現有烏腳病地區之醫療需求在中藥店及中醫部分上僅佔11.14%；吳新英對臺灣地區民眾健康狀況及醫療需求之調查研究也發現看中醫者和中藥房者共僅佔10.5%；張永源等人對農村醫療需求的調查研究結果也顯示看中醫（含中藥房）爲7.61%；蘇春蘭在臺中縣的外埔鄉與新社鄉對農民醫療照護利用之調查顯示求助中醫僅爲7.1%。

綜上觀之，戰後佔醫療體系近九成的西醫人數，以及1980年代相關研究之求診中醫（藥）者僅佔5～10%的比率，可看出國府威權時期之西醫支配勢力已從醫政層面擴張到社會層面的繁榮景象，但同時也呈現著中醫發展的窘態。這窘態既受國家醫政對中醫學教育的漠視所影響，亦受醫療保險對中醫的排斥與不公平對待所影響，以致相較於西醫的蓬勃發展，中醫卻一直是呈現出發展遲緩的受管制樣態。

伍、結語

檢視國府威權時期的中醫發展概況，明顯可知在西醫主導的醫政景觀下其所面臨的困境何在，而這困境係可從醫政論述、醫政謀略、及醫政權力等三面向呈現出來。

在醫政論述方面，科學觀念成爲醫學意識的主體，所以任何不符合該意識主體時即被冠上不科學稱號而遭排擠，於是在西醫的科學論述框架下，中醫便容易落入其所設定之不科學的窠臼中。是故，爲跳脫這般不科學之窠臼，中醫科學化即成爲此時期中醫發展的主軸，譬如1958年成立的中國醫藥學院便是以發揚中西醫學一元化爲其治學目標。儘管如此，在中西醫學之學理觀念不同的認定下，西醫醫政所架築出的科學醫學制度景觀，勢必經常會使得中醫發展落入了西醫化的困境中。

在醫政謀略方面，對中醫進行管制的相關醫療政策係不絕於耳，包括要修正醫師法來試圖廢除第三條第三款「曾執行中醫業務五年以上，卓越聲望者」得應中醫師檢覈之規定，以及禁止中醫使用西醫器械技術等。更甚者，衛生署計劃性地滅絕中醫更在廢止針灸醫師後，又試圖於取消中醫學系和中醫師特考中逐步呈現出來。雖然滅絕的計劃未能完全竟成，但西醫醫政的另一種「不作為」之貶抑謀略，卻使得中醫陷入了自生自滅的政策困境裡。

最後在醫政權力方面，西醫醫政對中醫業的權力關係，係可展現在國家醫政對中醫學教育的漠視以及醫療保險對中醫的排斥與不公平對待之管制情境中。就中醫學教育來說，這管制情境體現在其被西醫化的危機以及人才的流失與轉向，就醫療保險對中醫業的排斥來看，管制情境可顯現在中、西醫業納保時間的差距有近三十年之遙。這些管制情境之結果便會呈現在民眾求診於中、西醫療的比率差異中，顯見此時期西醫在臺灣的影響力已翻轉了戰後初期盤據於民間社會的中醫體系。

是故，此時期之科學化的醫政論述已影響了醫政謀略偏向管制性佈局，而這佈局更對中醫造成壓制性醫政權力的發生，以致讓民眾在就醫選擇上產生對中醫發展的不利影響。然而隨著國府威權體制走向末途，臺灣中醫發展也逐漸有著不一樣的圖像，亦即政府對中醫的支持與重視已使得中西醫政關係產生了變化，同時也可能宣告著中醫發展即將邁入一個新的歷史時期。

1986年國民黨三中全會決議支持發展中醫藥全案，並促使立法院通過撥款伍億元分為五年每年一億元來補助中國醫藥學院；1987年設於行政院衛生署底下的中醫藥委員開始被賦予部分實質上行政工作，及至該年年底又依總統（七六）華總

（一）義字第二六九九號令公布修正了「行政院衛生署組織法」，而其中第十七條即有規定「本署設中醫藥委員會，掌理中醫中藥各項行政事務及研究發展工作；其組織另以法律定之」（行政院衛生署中醫藥委員會，2004: 1），於是由中醫藥委員會來主掌中醫醫政事務的地位始予確立。

至此，臺灣中醫發展隨著戒嚴的解除也順勢進入了一個新的發展空間，這是多元民主的一個政治社會空間，而就中西醫政關係來看，有論者便直言：「站在人民的立場，有權要求一個更開闊、更合時宜的醫療政策與醫療環境；戒嚴時代的禁制手段應到此告一段落！」（陳俊明，1994: 106）

第八章

臺灣民主化時期的中醫醫政發展

壹、前言

國府遷臺後的臺灣醫療體制與政策方向，大致上係延續著國府大陸時期以及臺灣日治時期的醫政模式，也就是以西醫爲主體的醫政建構，因此中醫的發展亦須配合西醫醫政模式的佈局並受其制約，方能得到國家醫政的些許關愛。所以在整個臺灣威權時期，爲配合政治與經建發展的國家目標，西醫化的醫政導向更被推上高峰，從而主宰著臺灣整體健康網絡之規劃。

相形之下，中醫醫政在威權時期便呈現出相當大的發展困難，不管是在中醫醫學教育和醫事人才培育方面，或者是在中醫醫務單位的層級性安排，在在皆顯露出中醫發展的窘態。例如唯一一所培育中醫人才的私立中國醫藥學院，自創設之初起便一直有被西醫化的危機[1]，而唯一一所公立研究機構的國立中國醫藥研究所，又一直是掌控在西醫的領導之下，甚至與中醫發展有密切關係的中醫藥委員會，卻不過是一個提供有關中醫事務給西醫醫政的諮詢單位而已。

是以，威權時期的中醫發展係受制於特定時代的局限，這是一個中央集權式的高壓管控時局，其間包括醫政在內的政

---

1 譬如在1969年當中國醫藥學院內部紛擾不休時，教育部就乘機指派了15位董事去改組且其中具西醫背景者便佔了9位，針對此般情景，陳立夫（1994: 402）即直言這無異是想讓中國醫藥學院朝西醫化來轉向。

治層面是不允許被挑戰和攻擊。然而當時序進入了1980年代中期後，因戒嚴的解除導致一個新時代的到來，臺灣政治社會的發展至此已邁向了民主化時期，而在這時期中，民意政治和多元社會成爲新時代的重要標的，所以也勢必會對社會中的各領域產生相當程度的影響力。針對這般時代轉變的政治社會影響，就醫政關係領域來說，有論者便直稱「站在人民的立場，有權要求一個更開闊、更合時宜的醫療政策與醫療環境；戒嚴時代的禁制手段應到此告一段落！」（陳俊明等編，1994: 106）

底下，本章的問題意識便是直指這時期的醫政模式對中醫發展有何影響？而這影響又讓中西醫學體制產生了何種關係？當面臨了這種關係時，中醫又有何對應方式？其結果又是如何？經由對這些問題意識的討論，臺灣民主化時期的中醫醫政發展圖像將應該會更清楚地被呈現出來。

貳、醫政論述

自從1946年在「聯合國世界衛生組織憲章」（Constitution of the World Health Organization）前言中，指出健康爲每一個人的基本權利且不因種族、宗教、政治信仰和經濟社會情況而有所差異，之後醫療人權的概念便已逐漸成爲世界各國憲法中之人權保障的一環。就臺灣醫療人權的憲政論述來看，其憲法本文的第一百五十五條規定中即明載：「國家爲謀求社會福利，應普遍實施社會保險制度，人民之老弱殘廢，無力生活，及受非常災害者，國家應予以適當之扶助救濟。」且第一百五十七條也規定：「國家爲增進民族健康，應普遍推行衛生保健事業及公醫制度。」而在1992年的憲法增修條文中，其第十八條亦有明列「國家應推行全民健康保險，並促進現代和傳統醫藥之研究發展」等。可知憲法中相關醫療人權之聲明，在臺灣民主化的過程中，已逐漸將醫療人權之對象從社會弱勢往社會全民推展，並且也從過去長期以西醫爲主體的醫療論述擴大到今後須包含發展傳統中醫的憲政論述上。

根據李聖隆（1992: 23-24）的分析，臺灣醫療人權的發展在1980年代中期後已進入了「法制化」時期[2]，而醫療權利爲此階段的發展重點。亦即解嚴後邁向民主化的臺灣，醫療權利已逐漸在憲法制度上成爲醫政論述的最高規範，於是當傳統醫藥發展被列爲憲法保障基本人權之一環時，中醫藥便成了人民追求健康權利的選項。是故，儘管此時期國家醫政依舊由西醫所掌握，但政府在憲法保障與要求對發展傳統醫藥有所作爲時，一系列有關中醫藥的發展論述與施行方案便紛紛於此際間產出。

---

2 另外，吳全峰（1999: 36）也將臺灣醫療人權的發展大致區分為四個階段，第一是在日治時代的「萌芽階段」，第二是自國府遷臺後到1986年醫療法公布施行的「發展階段」，第三是醫療法公布後至1995年全民健保開辦的「法制化階段」，第四則是全民健保開辦後的「後健保階段」。

1987年行政院在其第2539次院會中即通過「加強生物科技技術產業推動方案」的修訂方案，其間就有包含中藥為發展重點；到了1995年行政院正式頒訂了此方案時，中草藥已被列為重點推動的項目之一。隨後在1998年的「第二次生物技術策略會議」中行政院更將中草藥產業列為國家重大發展目標之一，以期能藉由結合學術研究單位及產業界發揮團隊實力來加速中藥的研發與篩選，並嘗試在國內外進行臨床試驗而來創造一個成功的模式；接著，1999年在臺北召開第三次會議，其間就針對中草藥研究開發及建立新藥臨床試驗體系和運作機制等議題進行研討並獲得了若干重要的共識。（林宜信，年份不詳）於是到了2000年的第四次會議時經濟部便提出「中草藥產業技術發展五年計畫」方案，以計畫撥出至少新臺幣一百億元來用於生物科技及新興中草藥產品的研發。（行政院衛生署中醫藥委員會編印，2004: 32）

由此觀之，中醫藥發展在憲政人權的論述下似乎擁有了一個蓬勃願景，特別是當世界衛生組織（WHO）在2002年所提出「2002年至2005年傳統醫藥全球策略」來建請世界各國將傳統醫藥納入國家醫療規劃之論述，臺灣中醫藥地位已然獲具世界潮流的正當性保證。因此，中醫界相繼籲求國家擴大推展中醫藥之聲浪便不絕於耳，如林昭庚（2004: 205）即言：

目前臺灣地區中醫遍佈各地，執業中醫師達四千三百餘人，而全國每年約有三分之一人口接受中醫診治[3]，服用中醫已成為國人生活習慣，況且中醫倡導養生保健，提倡預防醫學，可彌補西醫之不足，充分彰顯了中西醫學整合的迫切性，與二十一世紀醫療科技發展的重要性。

更甚者，爲符映發展傳統醫藥的憲政潮流與提升臺灣中醫藥的醫政地位，亦有人直籲：（行政院衛生署中醫藥委員會印行，2003: 155）

為賡續推動中醫藥現代化及科學化，建造臺灣成為中醫藥科技島，維護「中醫藥委員會」之行政獨立地位，進而提昇為「國家中醫藥管理局」為全國中醫藥界共同努力的目標。

然而，儘管傳統醫藥發展擁有憲政論述的保障，但在西醫執掌的國家醫政氛圍下，中、西醫療論述的層級差異依舊顯著。如中醫所倡導養生保健的觀念長期一直於民間社會流傳，然在醫政論述的層面上卻頻遭西醫的限制與打擊，除經常被斥爲無稽之談外，亦無法被納入國民健康教育體系，對此郭嘯天

---

[3] 其實根據邱清華（1990: 50）對「臺灣地區中醫醫療狀況及需求之研究」中也顯示了民眾此般的就醫傾向，該研究是從兩種方式來探索全民健康保險施行後，民眾在態度上所存有中醫對西醫的替代性景象：一是民眾對未來疾病的求助模式是西醫者，在中醫納入全民健康保險後，會去看中醫者平均有30.5%。二是直接詢及中醫納入全民健康保險後，原來看西醫的民眾中有31.3%會改看中醫。

（1994: 29）即曾指出「目前國內的保健課程，從小學的健康教育到高中的護理課，全是西醫的觀念及方法，無中醫保健的觀念。」可見在西醫導向的醫政論述裡，對中西醫學整合的期待尚有諸多的落差與距離。

所以即使在標榜醫療人權和發展傳統醫療的臺灣民主化過程上，對中醫藥採取「管制性」的醫政論述仍然存在。2003年當臺灣籠罩在SARS危機的影響下，政府隨即成立「SARS專案研究計畫」並依總統令核定公布「嚴重急性呼吸道症候群防治及紓困特別預算審查報告（修正本）」，該報告中有編列經費新臺幣伍仟萬元預算來進行有關中醫、中藥從業人員防疫之教育訓練等，其目的竟是「為防止中醫、中藥業者造成SARS防疫漏洞」而來。（行政院衛生署中醫藥委員會編印，2004: 19）這就是一種對中醫藥不信任的管制性論述，也顯示出政府在中西醫政上的差別對待景象。即便是如此，中醫藥界仍積極配合「中醫藥學組——SARS專案研究計畫」來辦理中醫醫事人員及中藥從業人員防治SARS教育訓練，結果不失眾望地，「SARS期間並無一家中醫醫院或中醫診所被管制」。（行政院衛生署中醫藥委員會印行，2003: 128）

總之，臺灣民主化時期的醫政論述確實包含了傳統中醫發展之方向，這既是國內憲法規範且又相當符合世界潮流，然而此時期的醫政論述依舊由西醫所主導，因此排除或限制的不平等景象便也處處在中醫發展過程上烙下印痕。

參、醫政謀略

在臺灣邁入民主化之境時，伴隨醫療權利論述之伸展，相關醫療教育與醫政制度亦紛紛產生政策上的變革，這是一種具多元性、開放性之醫政謀略的產出，使得長期受壓抑的傳統醫療在此際能獲致解放和發展。

就中醫醫學教育發展來說，正規中醫基礎教育人才之培育過去只仰賴1958年成立的私立中國醫藥學院一所，直到1998年私立長庚大學中醫學系的開辦方始增多人才培育之數額；另外，由政府推動之公立中醫藥研究機構過去也只有1963年成立的國立中國醫藥研究所，直到1982年國立陽明醫學院的傳統醫學研究所成立後才多少彌補中醫藥研究機構之不足。其間又以跨經1960-70年代臺灣威權時期至今的私立中國醫藥學院及國立中國醫藥研究所的發展過程視之，更能顯現中醫醫學教育發展在民主化時期的蓬勃景象。

如1986年國民黨三中全會便決議發展中醫藥全案，並促使立法院通過撥款伍億元分為五年每年一億元來補助私立中國醫藥學院（林昭庚，2004: 52），雖然該補助款相較於對西醫教育的補助額度仍差距甚大，但這對該校日後在中醫學的教育推展上已獲具相當大的助力。又如長期遭西醫控制與冷落的國立中國醫藥研究所在1988年新任所長任職後，「發現該所連自來水管線也沒有，而係利用山泉水做為一般用途，政府對此國內唯一之中醫藥重視及應付程度，實不忍睹。」（林昭庚，2004: 264-265）日後經由立法程序和政府支持，不但1995年立法院三讀通過九十九編制人員之組織條例，更於同年遷入陽明大學新建之「中國傳統醫藥大樓」來從事中醫藥之研究。

再者，就中醫醫政制度發展來說，長期來與中醫藥發展政策相關的最高醫政組織：「中醫藥委員會」，自國府遷臺後成立的內政部衛生司或以至1971年行政院衛生署成立以來便一直是個附屬其下的諮詢單位而已，職責不過是向西醫所主掌的衛生署提出對中醫藥發展工作之進言，因此其組織係採任務編組之年聘制委員會形式。然而隨著臺灣威權體制的瓦解和民主聲浪的出現，中醫界亦積極要求政府實質建立起中醫藥行政管理體系，於是在透過社會及政治力[4]等各方面的努力爭取下，1987年設於衛生署底下的中醫藥委員會開始被賦予部分實質上行政工作，及至該年年底又依總統（七六）華總（一）義字第二六九九號令公布修正了「行政院衛生署組織法」，而其中第十七條即有規定：「本署設中醫藥委員會，掌理中醫中藥各項行政事務及研究發展工作；其組織另以法律定之」（行政院衛生署中醫藥委員會編印，2004: 1），於是由中醫藥委員會來主掌中醫醫政事務的地位始予確立。

1994年立法院三讀通過了「行政院衛生署中醫藥委員會

[4] 林昭庚（2004: 204）指出，當時包括林庚申等共有61位立法委員，在立法院第七十九會期時即有聯署提案來針對中醫藥委員會的實質功能進行定位。

組織條例」，再歷經一年的籌備後，1995年終於擺脫任務編組形式而正式成立了「行政院衛生署中醫藥委員會」，亦即成爲衛生署的獨立所屬機關。就中醫界而言，「此乃我國中醫藥發展史上的重要里程碑，意義至爲重大。」（行政院衛生署中醫藥委員會編印，2004: 23）同時，這也意含中醫藥發展在臺灣民主化時期已日益受到政府的重視，並且被列入國家此際的整體醫政謀略之一環。

綜上論之，中醫醫學教育與醫政制度之蓬勃發展實是反映了此時期臺灣民主多元開放的醫療景象，然而也因這般多元開放的醫療景象，中西醫界之間的競逐與限制關係亦並存於此時期，特別就主掌醫政的西醫與受醫政支配的中醫之不對等關係視之，其間中醫所遭受的阻礙與限制痕跡更是歷歷在目。這般阻礙與限制痕跡，可從此時期由西醫掌控的衛生署之相關醫政謀略中明顯看出。

1992年新修訂公布醫師法第一條規定：「中華民國人民經醫師考試及格並依本法領有醫師證書者，得充醫師。」其內容中「並依本法領有醫師證書者」之文句係爲增補部分，而又依第七條「請領醫師證書，應具申請書及資格證明文件，送請中央主管機關核發之」的說明，其中央主管機關即爲行政院衛生署。是故，該法修訂後「衛生署不但掌管醫師執業之行政生計業務，又掌握醫師資格認定之生殺大權」（陳俊明等編，1994: 62），這對中醫醫事人力的發展來說，無疑又增添了一道控制關口。再者，就針對衛生署所規劃醫事人力政策上關於計劃培育及任用醫師一項，楊賢鴻（1994: 66）便指出其對中醫師的養成部分似乎緩不濟急，「因爲從民國八十一年醫事相關科系畢業生人數表上得知，中醫學系畢業人數僅佔西醫、牙醫，及中醫總畢業人數之百分之十二點二，又從醫事人員領證表來看，中醫師佔西醫師、牙醫師及中醫師總領證人數之百分之十四點三，牙醫師佔百分之十六點五，而西醫師佔百分之六十七點二。」此皆已足見衛生署對中醫醫事人才規劃及態度，及其深具限制特質的醫政謀劃。

事實上，長期以來一直限制中醫醫事人才及其發展的衛生行政法令，尚包括中醫系畢業生雖同時可擁有中西醫師執照但只能擇一開業，以及限制中醫師不能使用西式醫械及做檢驗工作等，這皆嚴重的限制阻礙中醫現有的發展。就這般限制阻礙中醫發展的情景，林昭庚即分別提出了對衛生署此般醫政謀劃之控訴：譬如在中醫系畢業生只能擇一開業方面：

目前持有中西醫雙重執照者，都是經過七年正規中西醫學教育，再分別通過國家考試取得資格的，是中西兼修，學有專長的醫師，政府理應該准其雙登錄執業，但依行政院衛生署八十三年七月十九日之函釋規定：開業醫師兼具醫師、中醫師雙重資格，限定應擇一資格開設診所或應聘服務，並僅能請領一種執照，不得同時登錄為中、西醫師，限制過於嚴苛，妨礙中西醫結合，造成人力及醫療資源的雙重浪費。限制兼具中西醫師雙重資格的醫師擇一執業，造成中西界限分明，將不利世界醫學倡導的中西醫

結合。（林昭庚，2004: 207）

又如在限制中醫師使用西式醫械方面：

過去由於檢驗儀器尚未發明，中醫必需依賴傳統「望聞問切」方式進行診療，如今隨著科技的發展先進醫療器材設備不斷產生，受過訓練的中醫師依理當然可以採用，但衛生署卻加上諸多不合理的限制，政府聲聲要促進中醫藥現代化，但作法卻阻止中醫藥現代化。科技發展之成果應為全人類之共同資產，不應獨厚西醫，而阻礙中醫之進步與發展，因此基於中醫的現代化與民眾健康照護的權益，應准許中醫師於研習必要課程後使用現代化醫療儀器。中醫醫療院所不能設置X光機，不能使用向量干擾波、低週波治療儀、牽引機等設備，致使中醫醫療院所無法設置上述現代化儀器設備對病患進行診療。蓋同屬醫療之現代化，經研究改良之針灸現代化儀器允許西醫師、牙醫師為之，反對科技醫療儀器不准中醫師為之，實有違中西醫平等執業原則，對中醫師、中醫醫療院所有欠公允。（林昭庚，2004: 206）

這般限制阻礙景象，同樣也呈顯在此時期發展出來的中醫醫政組織制度中，像是1995年成立的「行政院衛生署中醫藥委員會」，即一直受限於衛生署行政體系中對該會人員編制和經費等方面的制約，以致使其業務都未能有突破性進展。即使時序進入了二十一世紀，相關中醫醫政制度亦常有遭衛生署限制的聽聞，如2003年臺灣經受SARS肆虐後即有媒體報導指出

「政府公衛及防疫體系組織再造工作之內容，其中包含『中醫藥委員會等負責之業務將會重新調整，中藥部分合併至FDA（糧食與藥物管理局）管理，中醫部分由醫護服務管理局管理』等文義」，這意含該會可能遭裁撤且分別併入現有醫政處和藥政處，而使中醫藥管理回到舊管理制度。這制度變革的聽聞最後雖經衛生署「後SARS臺灣重建計畫——醫療及公共衛生組」會議討論，而決議該會仍將維持目前獨立機關之現狀，但仍引起了臺灣中醫藥界的相當不滿與嚴重關切。（行政院衛生署中醫藥委員會印行，2003: 151-154）

是以，雖然民主化時期的臺灣中醫發展呈現出蓬勃的醫政景象，但在多元競逐的醫政謀略下依然存有醫政剝削的不平等面向，中醫發展仍然處在佈滿荊棘的西醫控制領地中。然而與過去不同的是，民主化下的臺灣賦予了不同聲浪者有抵抗的權力，而這抵抗權也勢必延展到醫療相關的層面來，特別是中醫界對西醫醫政的抵抗權便是一例。

肆、醫政權力

關於民主化時期中醫界對西醫醫政的抵抗權展示，單就從中醫爭取參與醫療保險給付的艱辛過程即可明顯看出。

檢視臺灣健康保障的發展歷史，勞工保險早在1950年即已開辦，而1958年又增加了公務人員保險，然實施初期並未列入中醫醫療給付部分，而是先辦理西醫住院業務再擴大至西醫門診，看診中醫需費用完全自理。這種把中醫排除於健康保障範圍之外的業務處境竟達二十年之久，直至1978年方才准許中醫勞保開始試辦中醫傷科門診業務，而當時診療範圍也僅限於單純骨折與脫臼兩項，並且也沒有納入公保的給付範圍內，即使到了1980年代初期，中醫的勞保幾付項目依然受到相當大的限制，如1981年也才增加了打撲、捻挫傷等中醫傷科給付。由此觀之，以西醫爲主體的健康保障型態係支配著臺灣威權時期的醫療保險業務，即使中醫在民間社會仍然佔有一定的醫療市場，但在西醫主掌的醫政權力影響下，中醫於政府的健康保障規劃中似乎位階呈顯低微。

伴隨臺灣政治社會情勢的轉變，1987年勞工保險才開始大幅開放中醫醫療院所特約門診，而勞保醫療業務中的中醫門診給付比重也才顯著地提高。（陳俊明等編，1994: 125）接著，公務人員保險於1988年納入中醫醫療給付，而1989年始開辦的農民健康保險也同時納入了中醫醫療給付範圍。表面上這種種似乎顯示了政府對中醫醫療權利的認可與積極作爲，其實另一方面係已隱含了一場醫政權力的競逐關係，對此有論者就曾直言「中醫界必須有兼具中醫專業與政治能力的領導者，才能夠在政治界、制度面爲中醫爭取發展的空間，提昇中醫行政體制的地位。」（林昭庚，2004: 386）亦即中醫自我保存的力量必須來自自身的政治武裝，以透過政治抗爭的手段來爭取自身的權利。所以面對解嚴後臺灣各類民主運動的紛起景象，中醫界也開始運用這股民主化潮流來投入這場標榜由人民作主的運動行列。

爲擴增中醫參與民衆健康保障權利之目標，進入臺灣的民主化時期之後，中醫界便成立了爭取勞農公保推行委員會，並以訴求和陳情的方式來要求開放中醫診所辦理勞農保門診醫療給付業務，以爭取中西醫療在健康保障權利上平等地位。然而一連串的敷衍冷默之回應卻打擊了中醫界的深切期待，對此有中醫人士即說明「我們檢討的結果是：中醫界屬弱勢團體，人數少，選票亦少，聲音有限，所以不太會重視我們的要求，但又不能不理會我們，只好敷衍應付一下。」（林昭庚，2004: 425）爲爭脫這樣的冷默回應，儘管戒嚴解除不久以及相關警總憲調的不斷關照，中醫界已決議要走上街頭來自立救濟，並於1989年進行了第一場中醫界的遊行抗議活動。

這場中醫界爲爭取勞保全面開放之劃時代的街頭抗爭運動，迫使勞委會在1990年同意接受申請並於1991開放第一批中醫醫療院所來承辦勞保。雖然抗爭結果有了相當的成效，但可承保的中醫醫療院所之開放比例卻不到5%，且日後增加開放比例的協商也都得不到進展，因此又種下了中醫界第二次大規模抗爭運動的原因。（林昭庚，2004: 427-428）

鑒於勞委會依然限制中醫參與勞保醫療業務致使中醫師受到不平等待遇之情景，1992年中醫界發動了全國中醫師赴立法院陳情和到勞委會抗議的活動，甚至更以夜宿街頭方式和用血書「請李總統救中醫」之表達形式，來展示中醫界強烈訴求之決心，從而引起了當時朝野政局相當大的震撼與關切。（林昭庚，2004: 345）於是到了1993年時，不但中醫診所終於爭取到全面開放公勞保門診，而其它如農、漁、福保等也都因勞保中醫的開放而納入了中醫健康保障體系之範籌。這般景象係彰顯出中醫界在醫政權力上的聲勢，同時對當時全民健保中相關中醫納保的規劃籌備也產生相當大的影響。

事實上，全民健康保險的整個規劃過程一直都沒有將中醫列入規劃考量，因此當時即有論者直言：「就目前立法院幾個全民健保方案而言，其中存在許多問題，諸如建立在大醫院、昂貴的醫療器材等思考模式上來討論全民健保。**而且它集中思考的不是人民健康，而是利益分配，例如它排斥中醫。**」[5]（陳俊明等編，1994: 15）然而，在上述諸多健康保險陸續納入中醫給付而得到民意的支持與回響後，1994年竟也促使了立法院三讀通過全民健康保險法之中醫給付的諸多項目，以致當1995年全民健康保險開辦時，中醫便和西醫同樣都被納入保險給付且全面開放中醫診所承辦全民健保業務。儘管中醫醫療給付在全民健保的住院部分仍然受到許多限制，但2000年後所實施的中醫門診總額支付制度，已使中西醫療得以立於同等地位來參與臺灣健康保障之偉業。

---

5 譬如當時在立法院內有兩個主要的健保版本在流傳討論，一個是屬衛生署版，另一個是沈富雄版，但這兩個版本內容都以西醫為主體而明顯地排斥中醫，因此也在中西醫療保健的公平性議題上產生相當大的爭議。

綜觀之，在臺灣民主化過程中，伴隨社會運動與民意政治的抬頭，中醫界也在健康保障權利的訴求下參與了街頭抗爭潮流，這是一種醫政權力的衝突抗拮表現，也讓中醫界蒙上了政治角力之色彩，於是在民意政治的浪潮下，中醫順利地介入了臺灣各類醫療保險領域中，使得中西醫療在保險給付方面可以較爲趨於平等。另一方面，民主化過程亦包括多元競爭的情境，因此權力之間的競逐關係便也時有所見，這情境體現在中西醫政權力的關係上，即可明白中醫界在爭取健康保障權利時所遭受的諸多阻礙和困難，因爲在西醫主掌國家醫政的態勢下，對中醫必然存有強烈的競爭情懷，以致截至今日，中醫仍然無法在健康保障方面獲得與西醫完全同樣的公平對待，包括醫療住院給付與總額支付制度之分配等皆是。

所以儘管此時期臺灣已邁入民主化的進程，但在醫政權力的不平等狀態下中醫依舊遭遇競爭劣勢的受限制處境，即使如此，中醫仍對臺灣健康保障體制發揮相當大的貢獻力道。譬如1991年時中醫勞保診所醫治總勞保數的現金支付金額僅佔總醫療資源的3.3%，而中醫門診勞保處僅佔全部的16.6%（陳俊明等編，1994: 30-31），顯見中醫在健康保障的支出部分十分節省；即使到了公元兩千年後，如2001年的中醫醫療院所申報門診醫療費用來看，其件數爲2,817萬件共佔所有醫療院申請件數31,395萬件之8.97%，而申報門診醫療費用爲118.32億元卻僅佔所有醫療院所申報門診費用2069.18億元之5.72%（行政院衛生署中醫藥委員會編印，2004: 31-32），顯見中醫對消減當前健保財務窘態之境況存有相當的功效。

因此，從此時期中醫參與醫療保險的過程看來，係已充分彰顯出中西醫政權力的競逐與衝突痕跡，亦即在面對西醫的權力限制下，中醫已然尋獲抗拒回擊的權力軌跡。這是民主化下的權力關係之展示，其所呈現出的醫政圖像即是一幅多元化的醫療主體。

伍、結語

檢視臺灣民主化時期的中醫醫政發展，明顯地係隨著政治社會的變遷而受其影響，因爲民主化所帶來的民意主體與多元價值之政治社會景觀，已然牽動了中醫發展的走向。所以在醫政論述上可看到醫療人權觀念的興起和對傳統醫學的重視，不管是體現在憲政制度上亦或是執行方案研議討論，皆可顯示出中醫藥發展在臺灣所具有的一個蓬勃願景。而這般蓬勃願景也可在醫政謀略上嗅出，像是此時期的中醫醫學教育及其相關醫政制度，相較於過去威權時代都有相當明顯的提升和發展，這著實是反映著此時期多元開放的醫療景象。因此在醫政權力部分即可瞭解，醫政觀念和制度的啓智係與民意主體的發展息息相關，爲落實憲政論述和推動中醫發展，用請願、陳情或甚至以街頭抗爭等各式的社會運動來達到目標的民主訴求，已成爲中醫界權力展示的利器，這可從此時期中醫爭取參與醫療保險給付之過程便可看出。

是故，民主化時期的中醫醫政發展其實已反映出了政治社會的多元開放和民意主體的價值，但這也是一種允許多元主體相互競爭的價值觀，所以中醫醫政的發展必然是在一種競爭的局面來往前推進，而競爭的對手即是向來皆由西醫所主掌的國家醫政。因此就醫政論述來看，即使憲法納入發展傳統醫藥的主張，但落實層面卻有著相當的差距，如中醫保健觀念一直無法被納入國民健康教育體系即是一例，再者西醫醫政對中醫的限制性論述亦未曾間斷，如指稱中醫可能成爲SARS期間的防疫漏洞等。另外就醫政謀略來看，即使相關中醫醫政制度的提升，但還是附屬於國家醫政（如行政院衛生署）之下，所以在這般層級性的醫政關係中，包括中醫相關政策和人才培育等，在發展上皆必然會受到相當程度的限制和阻礙。於是在醫政權力方面即可識出，進行體制外的街頭抗爭係因在體制內存在諸多不利於已的限制阻礙所致，諸如臺灣健康保障制度的設計是以西醫爲建構模式，因此相當不利於中醫之參與，雖然中醫不斷地透過抗爭手段來介入與推進，但也反映出此時期西醫醫政的權力限制意含。

總之，中醫發展在臺灣的民主化時期係已呈現出蓬勃的景象，儘管國家醫政仍以西醫爲發展主體，但與過去百年來長期遭受抑制或管制的情境相比，隨著政治社會踏上了民主化腳步，中醫也逐漸擺脫往常那被動拘束的順從形態而獲具了自身的主體性，這可從中醫界首度踏上街頭來爲自己權利進行民主抗爭的歷史紀錄過程中彰顯出來。所以就中醫發展的角度來看，這是一個特殊的時代，也是一個相當有利於自身發展的時代，因爲發展傳統醫學不但已被納入國家憲政的保障中而且也是歸屬於世界潮流之一環。儘管西醫醫政仍然對中醫發展持續進行阻礙與干擾，但若從民主多元和競爭價值的視野論之，這不過是一種民主常態，即使西醫仍舊主掌醫政，但中醫也能經由民意政治過程來與之抗衡。也許當下的這種抗衡過程尙存有諸多的不平等關係，這或許也意含臺灣的民主化還有一段待成熟的時間，然而這同時也顯露出中醫發展還有很大的努力空間，包括醫療專業的建構、政治實力的累積、以及社會民意的支持等。

第九章

百年來臺灣的中醫醫政發展

壹、前言

Arturo Castiglioni（2003: 3）在討論醫療發展的境況時即曾明確指出，醫療史的任務係包括如何識別出政治和社會史中的重大事件對醫學思想形成的影響，以及評估醫學又是如何地在影響政治和社會生活的歷史方向。這個說明點出了一個醫政關係的雙元面向，即一方面強調政治社會對醫療發展的影響，同時又從另一方面標定醫學對政治社會發展的影響，也就是說，醫療發展與政治社會發展係息息相關，而醫療史的責任就是要彰顯這種醫政關係的糾結狀況。

就此而言，關於臺灣中醫發展的討論便必須要與臺灣政治社會的發展相扣連，這亦是建構臺灣醫療史的重要任務。事實上，百年多來臺灣的中醫發展便一直是身陷於政治的脈絡中，諸如日本治臺時中醫就成爲殖民政治的排除對象，而國府威權時期中醫亦遭受西醫醫政的控制，即使是臺灣邁進了民主化階段後，中醫依舊被纏繞在與西醫醫政的競逐中持續地試圖奮起。綜此觀之，論述臺灣中醫的發展是不能單就中醫本身來看待，而是必須把它置放於政治社會的發展過程中來看，因此可以這樣說：臺灣中醫發展實是反映著臺灣政治社會發展的一個側面。

倘若更聚焦一些來看，臺灣中醫發展其實也是一部中醫對西醫的反抗史。自清末來臺的傳教士將西醫帶入民間社會後，中西醫療就進入了政治動員狀態，儘管中醫擁有歷史和數量的優勢，但是西醫在帝國勢力的加持下卻也漸露頭角。從此之後，中西醫的競爭逐漸白熱化，甚至國家醫政受到西醫所掌握，以致百年來的中醫都生存在西醫的壓抑陰霾中，並且經受權力政治的強行對待。所以在討論中醫發展過程時，大多會發現西醫的干擾、介入、以及影響情境，由此可知臺灣中醫發展所能呈現的是一種對抗的圖式，而也就是在這種對抗的圖式下不斷地適應和改變，中醫便有了屬於自己的發展歷史。

因此要認識百年來的中醫發展，醫政關係是一個很好的切入點，透過觀察各個歷史階段之醫政論述、醫政謀略以及醫政權力的轉變，應該是可以突顯出中醫發展的整體輪廓。就醫政論述視之，係可彰顯出不同階段具支配性的醫療觀點如何對中醫發展過程產生影響，以及中醫在面對這些影響時如何調整自身的醫政意識來因應；就醫政謀略視之，係可觀察不同階段的醫療相關法政佈署對中醫的規範，以及中醫採取了何種有利於自己的策略來相回應；而就醫政權力視之，係可認識不同階段之醫政行動對中醫的排除效應，以及當中醫對面這些排除行動時如何行使各種權力資源來對應之。

是故，醫政關係是一種結構性的方法視野，它架築出三個層次分明的分析圖式，而且是一項從抽象到具體的討論構造，這對百年來臺灣中醫發展的刻劃便能夠展現相當程度的整體輪廓。而「相當程度」即意味著這種醫政關係的方法視野並不是要對臺灣中醫發展提出一套絕對性的說明，像是中醫科技發展的面向便不屬於討論的範圍，也就是說，醫政關係的方法即已限定了自身的討論範疇，其強調的是醫療與政治的關聯性，因此主要是針對中醫發展過程中所經受的各種權力關係，包括國家的權力以及醫政單位的權力等。

貳、醫政論述

打從清末西醫傳入臺灣後，中西醫療便陷入了科學與不科學論述之間的辯論。當進入了日治時期時，因殖民當局所採行的生物學統治策略，使得中醫直接被殖民者認定爲不科學的醫療模式，從而遭受否定與壓抑。這是殖民當局對中醫不科學的認知，亦即把中醫千年來的醫療經驗模式認爲是隨便拾一些草根樹皮來作藥治人，以致對中醫形成了一種排除的觀念構造，並逐步地將它導往貶抑和消滅的方向。

十九世紀中葉日本在明治維新過程中進行了對西方現代化的「橫的移植」，而這種「橫的移植」也在十九世紀末至二十世紀初的殖民地臺灣之醫療場域中呈現出來。也就是說，殖民當局對臺灣進行一項「橫的移植」的西醫化過程，並試圖在這過程中盡力鏟除掉「縱的繼承」之傳統中醫醫療模式，這是殖民當局的統治意圖，因爲生物學統治即預設了「西方即科學」的治理觀念，以致被認爲非科學的中醫落入了統治所要排除的醫政論述中。

國府遷臺後，統治當局係混合了國府大陸時期和臺灣日治時期的醫政論述，從而形塑出一種特定的醫療發展觀點。這種醫療觀點也是強調科學醫療的支配景象，以致讓西醫掌握了國家醫政的發展方向，因此對中醫依舊存有著不科學的批判指稱。然而與日治時期不同的是，中醫並非直接遭受國家統治力量的排斥，它面對的壓抑力量係來自西醫醫政，所以運用支持傳統文化的政治力量對抗外來文化的西醫醫政，便成了中醫得以殘存的論述立基。

是故，國府威權時期在「橫的移植」的壓力輔以復興傳統文化之「縱的繼承」的論述鼓勵下，科學化便成了中醫發展的可能方向，這除了可消減西醫對中醫不科學的指稱外，也獲得某些政治力量的支持。然而當面對西醫醫政的控制情境時，中醫發展依然存在著被西醫化的危機，諸如要求中醫要採行西醫發展模式的主張，即讓中醫面臨崩解其文化根基之「縱的繼承」的挑戰。因此這個時期中醫發展的科學化與西醫化之間的角力，便顯現著中醫醫政論述的諸多難題。

解嚴後臺灣邁進了民主化時期，而隨著世界醫療人權潮流以及發展傳統醫療之憲法增修條文的規定，中醫科學化的發展方向似乎已經獲得國家正當性的保障，這些保障亦可從政府一系列推動中醫藥科學研發的方案論述中看出。儘管如此，在西醫醫政的影響下，中醫依然時常得面對許多限制性的醫政論述，像是防止中醫成為防疫漏洞的限制性論述便是一例。然而這般競爭性的對立論述，在民主社會的運作過程中卻也屬常態，不過對中醫科學化的發展方向，已經少有批判論述出現了。

於是在發展傳統醫療的憲政主張下，中醫文化之「縱的繼承」已逐漸被強化，並被期待能夠輔助或彌補西方醫療過程的不足，結果使得中醫躍上了當代多元醫療的競爭平臺。因此，雖然西醫尚能擁有醫政論述的優勢，但是中醫在醫療權利（right）的訴求下已獲得了可對抗性的論述裝置，所以「橫的移植」與「縱的繼承」同時可以並行發展，這使得中醫不但可以擺脫西醫化的困境，在科學化的道路上亦能夠開創出諸多的可能性，以提供臺灣醫療的多元選擇及提升人類的健康福祉。

綜合觀之，百年來的中醫發展係存有不同的階段圖景，在醫政論述上可呈現於三個方面：

一、就政治方面來說，日治時期中醫是直接遭受統治論述的壓迫並且難以對抗之，威權時期則是面臨西醫醫政的壓抑但卻可經由支持性的政治論述來相抗衡，而在民主化時期中醫因憲政論述而已能獲得國家支持並且慢慢與西醫處於一種競爭的關係狀態中。

二、就「橫的移植」與「縱的繼承」方面來說，日治時期中醫在「橫的移植」論述下被迫進入可能滅絕的情境中，威權時期則是陷入「橫的移植」與「縱的繼承」論述鬥爭的持續掙扎，而民主化時期中醫已能在「橫的移植」與「縱的繼承」論述同時被重視的情況下較為順利地發展。

三、就科學化方面來說，日治時期中醫被斥為非科學的醫療模式而必須藉由西醫化來取代之，威權時期中醫已朝向科學化的發展方向但卻也經常受到西醫化的威脅，而民主化時期中醫在發展傳統醫療的世界潮流下進入了科學化階段並較少受到西醫化的干擾。

總之，醫政論述旨在彰顯百年來各種政治或醫政型態所影響中醫發展的諸般看法和主張，而中醫也在各歷史階段中調整自身的醫政意識來因應或相對抗，因此藉由從日治時期至民主化時期的演變歷程，可得知中醫發展係一直擺盪在西醫化和科學化的論述兩端。即使到了今日，對中醫的西醫化論述依然沒有消聲匿跡，只要中醫科學化過程出現了一些問題，則中醫西醫化的聲浪便會隨機興起，這是因為西醫一直掌握著國家醫政的發言優勢，使得中醫發展只能戰戰兢兢地往前推進。

參、醫政謀略

日治時期在殖民當局具意圖性的計畫下，「抑中揚西」成為醫療場域中明顯可見的政策佈局，所謂「抑中揚西」即抑滅中醫張揚西醫之意，而抑滅中醫是指先採抑制手段再進行滅絕的順序過程。由此可知，當局在抑滅中醫的謀略上，係先策劃只舉行一次的資格認證考試，然後一方面規定那些通過認證之合格中醫的層級位階使其落入西醫的指導範疇，另一方面則將其他未受或未通過認證的不合格中醫打入密醫的類別並進行嚴格取締，這般謀劃促使中醫發展在五十年的日治情境下遭受極大的重創，同時也讓西醫在臺灣穩固其發展的優勢位置。

另外在張揚西醫的謀略上亦有其順序過程，這係因日治初期在臺西醫以及可培育人力不足所致，使西醫化景象在〈臺灣醫師令〉公布後才明顯地被呈現出來。事實上，殖民當局以生物學統治的治臺論述早已範定了西醫爲本的醫政謀略，只是初期因西醫數量問題方使中醫得以喘息機會，等到中期時機成熟後，由當局所規定的西醫培育管道便成爲唯一核准的醫療執業模式。因此，西醫的張揚過程與中醫的抑滅過程是同步的醫政謀略，以致在許多的研究上皆顯示出日治末期中醫的殘存人數已寥寥無幾，幾近凋零殆盡的景象。

國府遷臺後，中醫雖不再經受統治當局的直接謀劃，但是在西醫醫政的論述主導下，管制性的醫政謀略卻依然影響著中醫發展的科學化方向。此般管制主要展現在兩個方面，即一方面是企圖取消含糊寬鬆的中醫師檢覆規定，另一方面是限制中醫使用西醫器械來進行醫療活動，除此之外，尚有具滅絕意含之取消中醫學系和中醫師特考的建議案出現。不過，這些管制效果在中醫透過一些政治力量的反抗過程中並多未能達到西醫醫政的預定謀略，以致中醫尚能在科學化的進展道路上崎嶇地前行。

管制性的醫政謀略可說是一種妨礙中醫發展的作爲，然而威權時期卻也得見一種「不作爲」的醫政謀略來阻礙中醫的發展，這種「不作爲」的醫政謀略經常被視爲是對中醫採行自由放任或是自生自滅的態度，導致中醫經常陷於發展滯礙的境況。譬如整個威權時期只有一所大學培育中醫人材，以及在中醫藥管理方面偏向消極輔導，所以相較於西醫的蓬勃發展景象，在醫政層面上對中醫的不作爲方式，勢必造成中醫發展走向自求多福的路途上。是以，威權時期在西醫醫政的主導下，管制和不作爲即成了兩種妨礙中醫發展的謀劃。

解嚴後多元醫療論述的興起，國家醫政開始進入對中醫發展進行輔導的規劃階段，這除了擴大大學中醫人材的培育數量外，國立中醫藥研究機構亦有所增加。因此中醫科學化在民主化時期已成爲國家醫政的謀略方向，並且在憲政保障與人權要求的推展下，中醫擁有了自己獨立的醫政機構來進行各項行政事務與研發工作。此時，國家將中醫納入了臺灣未來醫療發展的整體規劃中，並提供各項計畫來輔導中醫藥擴大科學化的研發。所以在這樣有利的醫療環境裡，中醫發展似乎擁有美好的未來圖景，但是在西醫醫政的優勢地位影響下，中醫發展還是受到了一些限制。

民主化社會亦是一個競爭的社會，在面對中醫醫政的逐漸茁壯時，西醫醫政爲能保持競爭優勢便也對中醫科學化過程堅持了一些有利於自己的謀劃和限制，諸如限制中醫使用西式器械部分便一直被強化在執業的規定上，以及限制兼具中西醫雙重資格的醫師只能擇一來執業等，這些都限制了中醫科學化的發展方向。對此中醫也針對該限制做了一些回應，像是認爲西式器械是科學的發明而並非西醫所能獨有，而開放兼具中西醫資格的醫師雙重執業是有利於中西醫學一元化的發展方向。這皆是有利於科學化的發展歷程，然而西醫醫政卻對此堅持了諸多限制，足見在臺灣民主化時期的國家醫政謀略上，中醫仍屬劣勢。

綜合觀之，百年來的中醫發展在醫政謀略上，大致可呈顯於兩個面向：

一、就統治立場來說，日治時期爲配合統治意識和臺灣社會的現實處境，對中醫採取先登錄後剷除的逐漸消滅策略；威權時期因國家醫療政策的曖昧和不明顯，導致中醫發展呈現出自求多福或甚至是自生自滅的狀態；民主化時期在憲政保障與民意訴求下，政府爲符應世界潮流而開始對中醫發展採行積極的輔導策略。

二、就西醫醫政的主張來說，日治時期依循殖民生物學統治策略而對中醫發展開始進行抑制，同時以發展西醫來取代之；威權時期因西醫主導了國家醫政方針，故對中醫發展採取各種管制的政策；民主化時期儘管發展傳統醫療成爲國家醫政謀略的要項之一，但具優勢的西醫醫政仍對中醫發展存有相關的限制與堅持。簡言之，百年來西醫醫政對中醫發展的謀劃，可由「抑制——管制——限制」之過程來看出。*

總之，醫政謀略旨在彰顯不同階段的醫療佈署對中醫的規範，以及中醫如何對這些規範來回應，因此就日治時期至民主化時期的演變歷程可得知，除了西醫醫政一貫地對中醫發展採取負向謀劃的主張外，統治當局對中醫發展的立場則會依不同政治情勢而有所調整與改變。而這種改變，亦可對專責中醫醫政之獨立機構「從無到有」、「從虛到實」的發展歷程中看出。

日治時期因生物學原則的治理方針，中醫淪爲被排除的對象，因此不存在任何屬於中醫所擁有的獨立機構。國府遷臺後因大致延續大陸時期衛生部中設「中醫藥委員會」的精神，而在內政部衛生司下繼續保有該委員會的存在，但不過只是建議中醫藥相關事宜的諮詢單位，因此中醫醫政並沒有自己的獨立位置。衛生署成立後，雖然政府提升了國家衛生單位的層級，但是在西醫醫政具主導性的強力管控下，該委員會在整個威權時期都還只是淪爲一個諮詢單位的任務性虛位機構而已。進入了民主化時期，一方面是政府爲符應世界衛生組織對各國發展傳統醫學的呼籲，另一方面是因中醫界的強力要求，中醫藥委員會終於獲得常設性地位而被付予了實質上的行政權力，於是

* 關於抑制、管制和限制這三個詞的使用，並非刻意要對比它們的不同，事實上這三個詞也經常可以互為套用，在這裡，這三個詞只是被用來分別標定不同時期國家（西醫）醫政與中醫在醫療政策層面上的關係而已，重點在於它們所代表的意義而非字詞本身。

中醫界擁有了屬於自己的獨立醫政機構，無怪乎這種情況會被認爲是中醫發展史上的重要里程碑。儘管如此，在今日西醫醫政依然佔據較爲優勢的局面下，中醫藥委員會的組織功能還是受到了一些限制，以致中醫界開始出現了要求政府將委員會提高爲「國家中醫藥管理局」位階的呼籲，來試圖爭取同西醫醫政一樣的公平位階。

肆、醫政權力

日本領臺後，初期因鑒於民間發展蓬勃的傳統醫療景象，即採取先設規範後行取締的權力方式來對中醫「以收統制之效」。也就是說，過去對中醫無規範，所以也就沒有取締的依據，而只有把中醫納入合法與非法的規範界線中，醫政權力方能施展，於是落入非法界線中的傳統醫療執業者，便直接成了權力制裁的取締對象。但即使殘存於合法界線這邊的中醫，依然持續遭受統治權力的監督規制，一方面中醫發展受到無繼承傳脈的權力對待，意圖使殘存下來的這些中醫經自然的老殘死亡而逐漸消滅，另一方面則讓這些殘存下來的中醫處於不平等的醫政權力關係中，來聽命於西醫的指導監督而淪爲輔佐性質的受教角色。

在面對日治時期殖民權力的抑滅過程時，中醫似乎毫無反抗的能力，導致大批傳統醫業者隱入了民間社會，並過著隨時可能被取締的密醫風險生活。雖然如此，臺灣中醫界還是有力挽狂瀾之心，不但結合日本漢醫發起了中醫的復振運動，還試圖向殖民當局要求中醫的生存權，但是這只是一些微弱的掙扎呼喊，在強大的醫政權力下很快就被腰斬折斷。是故，日治時期中醫實難有發展可言，因為在醫政關係中它一直是權力的「對象」（object），並且是置身於難以反抗的權力關係中，所以中醫在此時期面臨很大的發展障礙，其障礙來源便是殖民當局的醫政權力。

光復後過去那些隱入民間社會的中醫業者紛紛出現，加上由大陸登臺的中醫業，頓時臺灣中醫蓬勃地發展起來，然而在西醫醫政的權力關係下，中醫發展依舊受到管控，像是漢方科被拒絕在臺大醫學院內設立的情事便是一例。國府遷臺後，在威權時代的高壓管控下中醫依然是醫政權力的指涉對象，諸如對中醫教育的漠視所造成人才西醫化的轉向，以及對中醫醫療保險的排斥而壓縮其生存空間等，皆在在地使中醫發展受到嚴重的傷害。於是，儘管國家權力並沒有抑滅中醫的行徑，但是威權時期在西醫醫政的導向下，卻逐漸轉換了過去中醫所盤據的民間社會之醫療模式，此時中醫不但是醫政的弱勢，也成了少數。

雖然如此，相較於日治時期中醫的不可反抗性，威權時期中醫界已能夠運用政治力量來對抗西醫醫政並為自己的生存空間據理力爭。像是經由民意代表機構的政治力量支持，威權後期已爭取到包括骨折、脫臼、打撲、捻挫等中醫傷科勞保給付，而給付範圍也擴及內科、婦科與針灸科，同時也增加了辦理勞保中醫業務的醫院。由此觀之，雖然中醫失去了民間社會的醫療優勢，但是在科學化的努力下，卻也慢慢地調整自身而躍上了國家醫療的保險舞臺，這或許有政治力量的協助，但重要的還是科學化結果所展現的醫療能力所致。

民主化時期開啓了臺灣多元與民意政治的興起，也開啓多元醫療的競爭性關係，而中醫也不再只是醫政權力的對象，它慢慢成爲了一個權力「主體」（subject）。在邁入臺灣民主化的初期，爲能擴大參與民眾健康保障權利的目的，中醫界進行了兩場街頭抗爭的社會運動，這是中醫爲自我保存而將自己給政治化起來的一種權力展示，而此權力展示也確實讓中醫擴大了公、勞、農、漁、福保等各類保險參與，甚至更影響了後來全民健保將中醫納入保障範圍的規劃。由此可知，儘管西醫仍舊掌握國家醫政的優勢，但這時期醫政權力的行使路徑不再只是單面向的，中醫也開始擁有介入國家醫政的能力，而且已經慢慢地增強中。

然而，民主化多元的醫療情境亦讓中西醫療處於競爭性權力關係的糾纏過程中，於是在西醫醫政的優勢局勢下，中醫發展必然會遭受各種可能的限制和阻礙，像是中醫健保的給付範疇以及住院給付分配方面就受到相當程度的權力限制，又如中醫保健方案遲遲無法納入國民教育健康課程中亦是受到西醫醫政的權力阻礙。所以，儘管中醫已經成爲醫政關係中的一個權力主體，然而當面對西醫這另一個權力主體時，仍會產生撞擊，特別是還處於在一種不平等的權力位階情況時，這種「攻擊——抵抗」的權力關係依然會一直持續。

綜合觀之，百年來臺灣的中醫發展在醫政權力上，簡單地可由三個層面來呈現出：

一、就權力關係的層面來說，日治時期在殖民統治的抑滅下，中醫落入了一種難以反抗的權力關係中；而威權時期在西醫醫政的管控下，中醫進入了一種逆境求生的權力關係中；最後民主化時期在多元醫療的醫政關係下，中西醫則共同登上了一種競爭性的權力關係中。

二、就政治化的層面來看，日治時期中醫係被動政治化地受到統治權力的直接對待；而威權時期中醫亦是被動政治化地受到西醫醫政權力的直接指涉；民主化時期中醫雖也經常地被西醫醫政所政治化來對待，但它也會將自身給主動政治化起來以對抗西醫醫政的侵害。

三、就權力的對象或主體來看，日治時期中醫是殖民統治的權力對象而單方面的受到權力壓迫；威權時期中醫轉成爲西醫醫政的權力對象而也大多是單方面受到權力對待；民主化時期中醫已逐漸成爲醫政關係中的權力主體，並具有對抗和回擊的權力作用。

總之，醫政權力旨在彰顯各時期之醫政行動對中醫的排除境況，以及中醫如何行使相關權力資源來回應之，因此就百年來中醫發展的過程來看，中醫係一直經受著醫政權力的對待，只是隨著時代轉變而日益舒緩罷了。同樣地，在這般權力過程中，中醫也慢慢地獲具反抗的權力來回應之，從而以權力主體的姿態主動地將自身給政治化起來，以謀求發展中醫應有的公平福利。

伍、結語

百年來臺灣中醫發展的歷史可說是一部抵抗西醫醫政的反抗史，儘管國家統治隨著政治社會變遷過程而對中醫存有不同的醫政態度，但是這種中西醫療並存的發展模態，在文化信念與價值的差異下必然會產生不同程度的撞擊。為彰顯中醫在臺灣日治時期、威權時期、以及民主化時期的發展歷程，下表概略地整理了與中醫發展相關的醫政論述、醫政謀略以及醫政權力在這三個時期的演進和對照。

表　百年來中醫醫政發展概況

	日治時期	威權時期	民主化時期
醫政論述	殖民統治論述。	西醫醫政論述。	憲政人權論述。
	強化橫的移植的統治論述。	橫的移植和縱的繼承的論述鬥爭。	橫的移植和縱的繼承的共同發展論述。
	西醫化的發展論述。	西醫化和科學化的論述爭議。	科學化的發展論述。

	日治時期	威權時期	民主化時期
醫政謀略	（統治立場） 先登錄後剷除的逐漸消滅策略。	（統治立場） 自求多福或自生自滅的放任策略。	（統治立場） 積極的輔導策略。
	（西醫醫政主張） 抑制政策。	（西醫醫政主張） 管制政策。	（西醫醫政主張） 限制主張。
醫政權力	難以反抗的權力關係。	逆境求生的權力關係。	競爭性的權力關係。
	被動政治化。	被動政治化。	主動政治化。
	殖民統治的權力對象。	西醫醫政的權力對象。	醫政關係中的權力主體。

從上表所呈現百年來中醫醫政發展概況的對照敘述可約略看出，臺灣中醫發展從過去佈滿荊棘的道路一路走來，已慢漫地邁向陽光的大道上了，儘管目前的道路還是存有一些障礙，但就整條道路從崎嶇到平坦的狀況，可預測未來將會越來越好走。這一方面是因爲國家醫政對傳統醫學的支持，另一方面則是西醫對中醫科學化的逐漸接受，以致中醫未來的發展不再是來自於外部的政治壓迫，而毋寧是來自內部自身科學化的持續再突破。

第十章

新世紀的臺灣中醫發展

壹、前言

時序進入了二十一世紀，在現代醫學就個人心理社會健康照護以及國家財政鉅額耗費等問題的限制和壓力下，發展傳統醫學成了世界衛生組織（WHO）對各國新世紀醫療照護的呼籲與訴求。因此2002年世衛組織首度提出「2002-2005年傳統醫藥全球策略」來建請各國將傳統醫療方式納入國家醫療政策中，而2004年又發表「2004-2007年全球醫藥策略」來進一步明確表達傳統醫療方式應該納入各國的醫療政策裡。甚至世衛組織西太平洋區域所訂定的傳統醫學地區自2001-2010年的發展策略目標即包括：(1)爲傳統醫學制度國家政策，(2)提高公衆對傳統醫學的認識和瞭解，(3)評估傳統醫學的潛在經濟點，(4)建立適當的傳統醫學標準，(5)鼓勵和加強傳統醫學基礎科學的研究，(6)尊重傳統醫學文化的整體性，(7)制定保護和保存健康資源的政策。

從上述世衛組織在發展傳統醫學的態度方面可得知，當前對各國傳統醫療文化之「縱的繼承」是相當重要的，並且是必須在這般基礎上來對西方科學技術進行「橫的移植」，這就是科學化（而非西醫化）的意義，也是各國傳統醫學的發展方向。根據世衛組織所區分，全球的傳統醫學係爲傳統中國醫學、傳統印度醫學、傳統埃及——阿拉伯——希臘醫學等，於是就傳統中國醫學來看，發展中醫是必須要尊重中醫的文化傳統而非拋棄傳統，而且是在延續文化傳統的情況下來進行科學化的移植和學習過程，如此不但可維持悠久歷史的智慧與經驗，也可做爲現代醫學的「補充及替代醫療」（complementary and alternative, CAM）選擇。

所謂的「補充及替代醫療」並不意味著傳統醫學是屬於非主流或備用的醫療模式，事實上，傳統醫學早就存在於非西醫世界的一些國度裡，在過去長期歷史中一直扮演著醫療照護的重要角色，即使到現在亦具有一定的影響力，而且傳統醫學也有其系統性的治療形式和過程，所以應該與其他的民俗醫療模式（如巫術、宗教醫療等）相區隔。對此，張珣（1989）在討論臺灣多元的醫療文化景象時，便明確地將臺灣醫療分爲西醫、中醫、以及民俗醫療等三類，亦即中醫不但與西醫並列，而且與民俗醫療是有所區別。於是當勞保以至於健保將中醫納入醫療保障範圍後，中醫已然成爲官方正式的醫療體系，並給人民提供西醫之外的另一種醫療選擇，所以中醫並不附屬於西醫，況且中醫早就是民間醫療的主體之一，因此更非是備而不用的醫療選項。

然而在國家醫政依舊是由西醫所掌握與主導的情境下，即使是已開啓了世衛組織呼籲發展傳統醫學的政策目標，新世紀下的臺灣中醫發展還是面臨了諸多問題。這些問題有來自西醫醫政的約制，也有來自中醫內部的紛爭，而且隨著國家醫療政策的調整，有些問題已有解決的方案，但仍有些問題還是必須寄望於未來。

貳、近年來中醫發展的訴求與困難

2000年政權輪替後，臺灣中醫界隨即於2001年向政府提出一份「陳情書」，以振興中醫事業發展之訴求，其間並羅列七個迫切需要改善的建議事項：（參見林昭庚編，2004: 432-437）

（一）建請准許中醫師於研習必要課程後使用現代化醫療儀器。

（二）建請准許中醫醫療院所設置現代化醫療儀器。

（三）建請准許具有中西醫雙重資格者，同時雙登錄執業。

（四）建請准許全民健保開辦中醫住院給付。

（五）建請明白宣示不承認大陸中醫學歷，避免製造醫政困擾。

（六）建請提昇衛生署中醫藥委員會位階。

（七）建請於中小學教材中增加中醫藥養身學說以提倡預防醫學。

然而這些建議事項似乎沒有達到預期效果，以致在2004年中醫藥委員會的第82次委員會會議中再度成爲議題而被提出[1]。（行政院衛生署中醫藥委員會編印，2005: 12-15）另

---

[1] 這些議題案號分別為CCMP82-3、CCMP82-5、CCMP82-6、CCMP82-7、CCMP82-8、CCMP82-9、CCMP82-10。

外，在林昭庚所編的《臺灣中醫發展史：中華民國中醫師公會全國聯合會沿革暨臺灣中醫發展沿革》中，亦陳述了當前中醫亟需政府改善的五大事項依序爲：（林昭庚編，2004: 206-207）

（一）維持「衛生署中醫藥委員會」獨立行政地位，進而提升為「國家中醫藥管理局」位階。

（二）維持「國立中國醫藥研究所」法定地位，加強中醫藥科技研究及人才培育。[2]

（三）准許中醫師於研習必要課程後使用現代化醫療儀器，醫療院所設置現代化醫療設備。

（四）准許具有中西醫雙重資格者，同時雙登錄執業。

（五）維護中醫在全民健保地位，發揮中醫在全民健保應有功能。

綜上觀之，中醫界的訴求無非只是期待一種生存保障的空間，一方面爲降低西醫醫政的箝制，另一方面是爲提升中醫科學化的發展，同時也能強化與西醫的競爭性。但是除了當時政治場域上不會承認大陸中醫學歷的有利局勢以及國家醫政持續鼓勵中醫藥科技研究外，其他中醫訴求的事項大都毫無進展，以全民健保的住院給付爲例，從2000年中醫陳情書提出到2010年後的今天皆未得到國家醫政的青睞，雖然有部分

[2] 這一項亦出現於82次委員會會議中的議題CCMP82-4。

醫院如臺北市立中醫院及中國醫藥大學附設醫院等有開辦自費的住院部門外，大多數中醫醫療院所的主要業務仍在門診部分。[3]

另外，關於中醫師和中醫醫療院所使用現代化醫療儀器與設置現代化醫療設備的訴求至今亦未得到國家醫政單位正面的回應，著實地限制了中醫診療技術的進步，像是中醫的「望、聞、問、切」四診便只能依靠傳統的診療方式而難以科學化。對此，在行政院衛生署中醫藥委員會所編《臺灣中醫藥願景》中即無奈地指出：

> 近百年來西醫與科技相結合，研究出相當多診斷工具，有X光、EKG、電腦斷層儀……等，使得西醫的診斷與治療發展突飛猛進。中醫若能運用現代科技及醫學相結合，則得精確分析、客觀化及數據化，有正確診斷，才會有正確的治療。中醫四診可藉現代技術新方法結合，使得診斷有著數據指標，避免觀察的誤差及經驗不足，並可使資料儲存及追蹤研究，尋找「中醫現代化」、「中西醫結合」，以研發新科技，乃是二十一世紀中醫現

---

3 依據施純全的說法，中醫從勞保試辦起到後來全民健保的開辦均未能正式被納入住院給付，「原因之一為1983年7月勞保中醫業務由臺北市立和平醫院及中國醫藥學院附設醫院擴大試辦時，住診業務因議價未能達成協議，而暫時未與試辦，原因之二為中醫住院業務牽涉的組織管理措施較為複雜，需要詳細規劃，勞保時期未能及時開辦中醫住院業務，使得後來全民健保中醫住院業務的推動上更為困難。」（臺北縣中醫師公會編印，2011: 210）

代化之工作重點項目之一。（行政院衛生署中醫藥委員會編印，2004: 39）

由於可見，即使進入了強調發揚傳統醫學的二十一世紀，長期來中醫的許多發展訴求依舊存在著相當程度的困難，而這些困難更像是掐住中醫生存的命脈一般，使得中醫一直無法公平地躍上臺灣醫療的競爭舞臺。

參、內外衝擊的權力關係

臺灣中醫發展與中西醫政權力關係是密不可分，即使直到今日，西醫醫政的態度還是影響中醫醫療走向的重要因素，然而在科學化和西醫化的扭力拉鋸中，近年來對於中醫制度建制過程卻也出現許多內部不同意見的紛爭，形成了內外兩道權力衝突景象，亦即一道是長期來與外部西醫醫政的權力關係，另一道則是中醫內部關於支持與反對部分制度建制的權力衝擊。

首先就與外部西醫醫政的權力關係來看，在2001年中醫呈給當局的陳情書裡便有提及：

行政院衛生署過去數十年來，一直未曾於決策部門任用具有中醫藥背景的人士，醫療政策與法令制定全由西醫主導與獨攬，造成中醫藥被置於主流之外，在無人發聲的情況下，所有醫療資

源幾乎全部由西醫使用，並且由西醫制定各種法規，限制中醫藥發展。（參見林昭庚編，2004: 435）

這種由西醫主導與控制中醫的醫政制度局面，到現在依舊存在，甚至還是像過去一樣掌握了中醫藥委員會的控制權。譬如在2011年出版的《臺北縣中醫師公會六十週年紀念專刊》中，即有論者沉痛的說明：

在醫政上，不管以往或現在，由於西醫主政，使中醫一直遭打壓，西醫在中醫藥委員會中佔有大部分的席次，中醫對於自己的政策制定可說心有餘而力不足，西醫人士對中醫並沒有全面性的了解，用西醫的方法管理中醫，又將西醫課程導入中醫教育體制，去教育中醫學子，許多中醫的課程理論架構基本上都已西醫化，臨床名詞也都變成西醫使用的專有名詞。（臺北縣中醫師公會編印，2011: 210）

中醫藥委員會是應該是主導臺灣中醫發展的最高醫政單位，但是在西醫強大勢力的影響下，中醫經常陷入科學化和西醫化的兩難，而西醫醫政卻認為已經提供中醫發展相當多的資源「照顧」，這係可從近年來幾位國家醫政主管的言論中看出，像是在2009年行政院衛生署中醫藥委員會所出版《傳統醫學與現代醫學對話論壇專輯（十二）》的序言裡，可感受到歷任衛生署長對中醫的「德政」發言，如強調著臺灣是全世界第一個將中醫藥納入全民健康給付的國家，並且也認為對中醫藥健保費用的數目以及為滿足民眾對中醫醫療的需求方面，沾沾自喜地表示「已給予相當大的支持」（參見呂鴻基、張永賢、林宜信編，2009: iii），而不知在與西醫豐厚健保資源的相比較下，中醫依然是相形見絀，諸如當前除健保欠缺中醫醫療住院給付外，在內服藥給付方面也只限制在濃縮中藥部分，包括湯劑和膏劑等傳統製劑皆被排除於給付之列。

再者就內部關於制度建制紛歧的權力衝擊來看，由於近年來國家醫政一直將中醫導向制度建制的過程，使得一些舊有的中醫醫療培育與執業模式產生很大的改變，而這些改變在中醫界內部各有支持與反對的聲浪，以致相互衝突和攻擊言論紛起。像是當時針對中醫師特考將於2011年停辦的規劃，支持者認為中醫師特考是過去特定時代的階段性產物，如今由於教育環境的正常化要求以及配合專技人員執業法規的規定，廢止中醫師特考是合理的趨勢，何況韓國與中國皆於1997年和2000年廢除了中醫師特考制度，因此臺灣也應順從這股中醫現代化的潮流。然而反對者主張這是政府對人民職業選擇自由的干預，而且當前臺灣正規中醫教育所能培育的醫師數量是否能滿足民眾的求醫需求尚有爭議，在中醫學系不足的情況下冒然於2011年停辦中醫師特考，不但不利於中醫發展，對已通過檢考及格者的考試權利，也違反了法律規定之不溯及既往和信賴保護等原則。

在執業模式的改變方面也引起中醫內部正反兩造的爭鋒相對，像是關於民俗調理問題和中醫師親自調劑問題就引起了中醫傳統執業模式的衝擊，此係過去中醫師主要在於看診，而冷熱敷、傷科推拿、藥物調劑等大都由助理人員執行，然而健保局卻規劃不給付由非醫療人員執行醫療業務的費用，屆時中醫師必須擔負這些醫療處理過程才能申請健保費用。[4]支持者認爲調理與調劑皆屬醫療行爲，攸關病患生命健康安全，理應由中醫師親自執行，而助理人員若非具醫事身份資格，應退出中醫院所，如此方能健全中醫業發展。但是反對者認爲由助理人員進行調理與調劑早已行之有年，斷然廢止勢必加重中醫師的醫事工作，對照護病患以及醫業發展將有不利的影響，對此中醫界即有這樣的聲明出現：

據現況，西醫、牙醫都有合法的醫事人力，尤其西醫就有十幾類的醫事人力能夠協助診療作業；然而，中醫卻處於什麼都沒有的窘境當中，使得中醫師陷入必須自己親自調劑、診斷，甚至親自執行所有傷科治療過程的困境當中，實可說是相當不合理的法律規範。（臺北縣中醫師公會編印，2011: 251）

上述諸般情景讓很多中醫人士擔憂，認爲中醫內部的這些衝突裂痕容易使外界產生中醫不夠團結的印象，這樣未來將如何因應西醫醫政的各種權力介入或干預呢？所以中醫界已有呼

---

[4] 據《聯合報》100年4月29日A8版〈中醫院所設推拿員，健保不付〉所載，「自5月1日起，凡設有民俗調理區的中醫院所，不准申請傷科給付。」顯示中醫院所設推拿員的場景將走入歷史。

籲團結的聲音出來，不管是中醫全聯會與地方公會，或者是與中醫藥委員會之間，中醫的有利發展只能賴於中醫界的共識與和諧，甚至強調著「為了中醫的未來，我們應該團結一致。」

總之，近年來中醫發展所遭遇的權力關係包括內外兩部分，外部是西醫醫政的干預，內部則是中醫間的紛歧，特別是針對中醫制度建制的某些方案，內部爭執相當激烈，儘管這些方案大都已成定局並有待日後評估它的施行效益，但權力關係所造成中醫內部裂痕的後果，也對臺灣中醫發展埋下了隱憂。

肆、結語——展望未來

關於中醫制度建制過程的權力關係，其實主要還是環繞在國家醫政對中醫發展方向的掌握上，而且明顯地是以西醫模式來要求中醫進行改變，但又不給於中醫一個比照西醫模式的平等要求。從醫政結構的角度來看，當前的國家醫政係由西醫所控制，而主導中醫發展的中醫藥委員會其多數的委員席次又是由西醫所掌握，無怪乎中醫事務或制度經常會被西醫所干預和介入，即使不是直接地與中醫相衝突，也會因為醫政規劃的影響而造成中醫內部的意見紛擾。針對行政院衛生署中醫藥委員會的一些仿西醫模式之政策作為，張景堯即曾認為：

中醫藥委員會不能以管理西醫藥的方式來管理中醫，而應該以發展中醫、維護中醫藥為施政方向，若以限縮中醫藥發展的角度執行政策，會是非常嚴重的錯誤。（臺北縣中醫師公會編印，2011: 250-251）

由此觀之，臺灣中醫發展的主要障礙是缺乏一個獨立自主的行政機構，中醫藥委員會雖然被賦予一些實質的任務，但是西醫控制的色彩依然濃厚，以致中醫發展處處充滿著西醫化的危機。若檢視著2004年中醫希望政府改善的五大事項來看，至今爲止，主管中醫事務的醫政單位之位階尚未提升，中醫師與醫療院所使用和設置現代化醫療儀器與設置現代化醫療設備也尚未回應，攸關健保功能發揮與否的中醫住院給付亦未能核准，而具中西醫資格醫師同時雙登錄執業的要求，衛生署已回應將於未來幾年內廢除中醫跨考西醫之資格。這種種情景，皆顯示著中西醫療的不對等境況以及國家醫政對中醫的權力關係，使得臺灣醫療即便是進入了特重醫療人權的新世紀，中醫發展依然呈現出諸多難題。

不過，2011年似乎也爲臺灣中醫發展開啓了一個新的契機，1月6日公布了一個改造國家醫政組織結構的行政院院會版本，亦即將融合衛生署和內政部社會司而調整爲衛生福利部。2013年5月31日立法院三讀通過了《衛生福利部組織法》，依據該部的組織結構，其中設「中醫藥司」爲一級單位，以推展中醫藥科學化與現代化之相關政策爲目標。從這整個組織結構來看，「中醫藥司」係與「醫事司」地位相同，皆爲衛生福利部內的業務單位，而且對中醫的管理與西醫一樣，使臺灣中西醫療進入一個平等的發展階段。

當然這般新醫政結構對中醫發展的利弊得失將有待未來的觀察，同時中醫是否得以擺脫長期以來西醫的桎梏也尙待考驗，但是改變即能帶來一些可能性，中醫界對這些充滿可能性的未來也都拭目以待。不過就現階段來說，臺灣中醫發展還是相當地艱辛，包括國家醫政對中醫的限制以及中醫界內部的紛擾問題都還是必須持續面對的困難情境，也許就如2011年時任中醫師公會全國聯合會理事長孫茂峰所指稱，過去近十年來臺灣中醫發展一直沒有被政府所重視，但是他仍深切期許著說：

> 惟整個醫療環境，仍有諸多不合時宜之法令及政策，阻礙我中醫的發展，仍需中醫界共同團結合作，爭取衛生主管單位對相關法令的鬆綁。[5]

回顧臺灣中醫百年來的發展歷程，一路走來係步履蹣跚亦佈滿荊棘，在進入新世紀的今日和未來，中醫能否尋得一條正常發展的康莊大道，必然還是取決於臺灣政治社會的變化。但重點是，在變動快速的臺灣政治社會洪流下，中醫是否能夠主動去洞悉先機和是被動的隨波逐流，可能決定著新世紀中醫發

5　2011年5月1日檢索自http: //www.twtm.tw/modules/cjaycontent/index.php?id=2。

展的定位。西醫已經扮演了臺灣百年來醫療發展的領頭羊，進入下一個百年，中醫能不能趕上甚或超前，將有賴中醫界的共同努力。

參考書目

行政院衛生署中醫藥委員會印行（2003），《臺灣中醫藥整合與前瞻》，臺北：行政院衛生署中醫藥委員會。

行政院衛生署中醫藥委員會編印（2004），《臺灣中醫藥願景》，臺北：行政院衛生署中醫藥委員會。

行政院衛生署中醫藥委員會編印（2005），《臺灣中醫藥發展策略與成果：行政院衛生署中醫藥委員會成立10週年特輯》，臺北：行政院衛生署中醫藥委員會。

臺北縣中醫師公會編印（2011），《風華一甲子，臺北縣中醫師公會》，新北市：臺北縣中醫師公會。

臺灣省行政長官公署統計室編（1946），《臺灣省五十一年來（民國前十七年至民國三十四年）統計提要》，臺灣省行政長官公署統計室。

臺灣省文獻委員會（1995），《重修臺灣省通志・卷七・政治志衛生篇》，臺灣省文獻委員會。

山口秀高主講，韓良俊譯（1996），〈臺灣總督府醫學校成立之由來以及將來之企望〉，《臺灣史料研究》第8號。

王一方（2006），《醫學人文十五講》，北京：北京大學出版社。

王敬、陳能進（1991），〈現代西醫對中醫的挑戰及中醫發展對策〉，頁110-117，收錄於鄭津舟編，《未來中醫——前途、命運及思考》，臺北：旺文社股份有限公司。

王律修（1991），〈論我國中醫發展中的定向錯誤〉，頁44-58，收錄於鄭津舟編，《未來中醫——前途、命運及思考》，臺北：旺文社股份有限公司。

王鍵（1991），〈論中醫理論的現代研究方式〉，頁142-149，收錄於鄭津舟編，《未來中醫——前途、命運及思考》，臺北：旺文社股份有限公司。

江東亮（1991），〈醫療照護問題〉，《臺灣的社會問題》，楊國樞、葉啓政編，臺北：巨流圖書公司。

杜聰明（1959），《中西醫學史略》，高雄：高雄醫學院。

李卓倫、紀駿輝、賴俊雄（1995），〈1981-1994年中醫政策研究之回顧〉，譚文海主編，《醫療保健服務》第一輯，頁59-75，臺北縣：臺灣省公共衛生研究所。

李悌元（1975），〈三十年來的衛生保健〉，收錄於《臺灣光復三十年》。臺灣省政府新聞處。

李雲漢（2001），《中國近代史》，臺北：三民書局。

李經緯（1990），《西學東漸與中國近代醫學思潮》，湖北：科學技術出版社。

李經緯（1998），《中外醫學交流史》，湖南：湖南教育出版社。

李聖隆（1992），《醫護法規概論》，臺北：月旦出版。

林宜信（年份不詳），〈21世紀臺灣新中醫願景〉，2006年10月8日：http://www.cgmh.com.tw/new1/new8906-201.htm

林昭庚主編（2004），《臺灣中醫發展史》，臺北：中華民國中醫師公會全國聯合會。

周宗賢（1984），〈清末基督教宣教師對臺灣醫療的貢獻〉，《臺灣文獻》第35卷第3期。

沈福道（1993），《中醫與多學科》，臺北：旺文社股份有限公司。

邱清華（1990），《臺灣地區中醫醫療狀況及需求之研究》，行政院經濟建設委員會。

呂鴻基、張永賢、林宜信編（2009），《傳統醫學與現代醫學對話論壇專輯（十二）》，臺北：行政院衛生署中醫藥委員會。

吳全峰（1999），《全民健康保險制度與醫療人權相關之分析》，國立陽明大學衛生福利研究所碩士論文。

吳基福（1975），〈為新醫師法作見證人〉，《臺灣醫界》18（9）：4-5。

吳基福（1980），《中國醫政史上的大革命：「醫師法」修正始末》，臺北：中華民國醫師公會全國聯合會。

范燕秋（1995），〈日治前期臺灣公共衛生之形成（1895-1920）〉，《思與言》第32卷第2期，頁215-258。

范燕秋（1998），〈新醫學在臺灣的實踐（1898-1906）——從後藤新平《國家衛生原理》談起〉，《新史學》第9卷第3期，頁49-86。

黃秀政、張勝彥、吳文星（2002），《臺灣史》，臺北：五南圖書公司。

黃瑞祺（2001），《現代與後現代》，臺北：巨流圖書公司。

許樹強（1991），〈中西醫結合的歷史、現狀與未來〉，頁87-94，收錄於鄭津舟編，《未來中醫——前途、命運及思考》，臺北：旺文社股份有限公司。

許錫慶編譯（2000），《臺灣總督府公文類纂衛生史料彙編（明治二十九年四月至明治二十九年十二月）》，臺灣省文獻委員會。

許錫慶編譯（2001），《臺灣總督府公文類纂衛生史料彙編（明治三十年一月至明治三十四年十二月）》，臺灣省文獻委員會。

莊永明（1998），《臺灣醫療史》，臺北：遠流出版事業公司。

陳立夫（1980），《對中國醫藥之願望》，臺中：私立中國醫藥學院。

陳立夫（1994），《成敗之鑑——陳立夫回憶錄》，臺北：正中書局。

陳永興（1985），《醫療、人權、社會》，新地出版社。

陳永興（1997），《臺灣醫療發展史》，臺北：月旦出版公司。

陳君愷（1999），〈同文化與異文化的交會點〉，《臺灣風物》第49卷第1期。

陳金生（1997）〈「日治時代臺灣醫療制度」的回憶——以臺灣乙種醫師制度為主（下）〉。《臺灣史料研究》第9號。

陳俊明等編（1994），《中醫白皮書》，臺北：新國會雜誌社。

陳國鎮（2007），〈中醫現代化的省思與展望〉，《生命學報》第二期，頁211-219。

陳順勝（2002），〈日據前的西方醫療及其對臺灣醫學之影響〉，《科技博物》第6卷第4期。

陳勝崑（1978），《近代醫學在中國》，臺北：當代醫學雜誌社。

陳勝崑（1982），《醫學、心理與民俗》，臺北：健康世界雜誌社。

唐雲（2005），《走近中醫：對生命和疾病的全新探索》，臺北：積木文化。

郭嘯天（1994），〈傳統養生保健觀念應扎根於生活〉，陳俊明等編《中醫白皮書》，頁28-30，臺北：新國會雜誌社。

傅大為（2001），〈從馬偕談清末臺灣的半殖民醫療〉，《馬偕博士收藏臺灣原住民文物——沉寂百年的海外遺珍特展圖錄》頁34-41。臺北：順益臺灣原住民博物館。

楊彥杰（2000），《荷據時期臺灣史》。臺北：聯經出版。

連橫（1994），《臺灣通史》。臺北：眾文圖書公司。

施純仁編著（1988），《復興基地臺灣之醫療保健》，臺北：正中書局。

區成結（2004），《當中醫遇上西醫——歷史與省思》，香港：三聯書店。

趙洪鈞（1989），《近代中西醫論爭史》，安徽：安徽科學技術出版社。

趙洪鈞（1991），〈近代中日廢止中醫泛論〉，頁131-141，收錄於鄭津舟編，《未來中醫——前途、命運及思考》，臺北：旺文社股份有限公司。

楊玉齡（2002），《一代醫人杜聰明》，臺北：天下遠見出版。

楊賢鴻（1994），〈中醫養成教育及醫療推展衛生署尚須努力〉，陳俊明等編《中醫白皮書》，頁65-67，臺北：新國會雜誌社。

楊念群（2006），《再造「病人」：中西醫衝突下的空間政治（1832-1985）》，北京：中國人民大學出版社。

葉永文（2009），《醫療與文化》，臺北：洪葉出版。

葉永文（2006），《臺灣醫療發展史：醫政關係》，臺北：洪葉文化。

葉龍彥（1993），〈臺灣光復初期的衛生保健工作〉，《臺灣文獻》第42卷第3、4期，頁101-116。

葉榮鐘（1983），《臺灣民族運動史》，臺北：自立晚報社。

甄志亞編（1994），《中國醫學史》，臺北：知音出版社。

張大釗編著（2004），《中醫文化對談錄》，桂林：廣西師範大學出版社。

張永賢編著（2007），《國際中醫藥針灸發展之路》，臺北：新醫藥出版社。

張笠雲（2001），《醫療與社會：醫療社會學的探索》，臺北：巨流圖書。

張珣（1989），《疾病與文化》，臺北：稻香出版。

廖育群（2003），《醫者意也——認識中國傳統醫學》，臺北：東大圖書公司。

廖育群（2006），〈科學對中醫的影響〉，頁40-45，《科學對社會的影響》第2期。

鄢良（1991），〈中醫學，神奇的工具——對中醫理論實質、前途與當代中醫歷史使命的思考〉，頁25-43，收錄於鄭津舟編，《未來中醫——前途、命運及思考》，臺北：旺文社股份有限公司。

謝高橋（1989），《社會學》，臺北：巨流出版。

關前（1991），〈現代中醫學研究狀況的宏觀思考〉，頁1-13，收錄於鄭津舟編，《未來中醫——前途、命運及思考》，臺北：旺文社股份有限公司。

劉嘉逸（1981），〈傳統醫學現代化：以實證為基礎，以科學為依歸〉，《自由青年》69卷4期，本文取自http://residence.educities.edu.tw/psychiat/A2-8（TradiMed）.htm。

顏裕庭（1998），《臺灣醫學教育的軌跡與走向》，臺北：藝軒圖書出版社。

蘇三稜、蔡新富編（2003），《臺灣中醫口述歷史專輯》，臺北：中華民國傳統醫學會。

鶴見祐輔（1943），《後藤新平傳・臺灣統治篇》，東京都：太平洋協會出版部。

Barthes, Roland (1977). *Image-Music-Text*. New York: The Noonday Press.

Castiglioni Arturo (2003)，《醫學史》，程之範主譯，桂林：廣西師範大學出版社。

Foster, George M.等著(1992)，《醫學人類學》，陳華、黃新美譯，臺北：桂冠圖書公司。

Foster, George M. & Anderson, Barbara Gallatin (1978). *Medical Anthropology*. New York: Wiley.

Foucault, Michel (1972). *The Archaeology of Knowledge*. New York: Pantheon Books.

Foucault, Michel (1980). *Power/Knowledge*, Gordon, Colin (ed.) The Harvester Press.

Foucault, Michel (1981). "The Order of Discourse," in Robert Young (ed.,) *Untying the Text: A Post-Structuralist Reader*, pp.48-78. Boston: Rouledge and Kegan Paul.

Foucault, Michel (1990). *The History of Sexuality: Volume 1*. New York: Vintage Books.

Foucault, Michel (1993)，《知識的考掘》，王德威譯，臺北：麥田出版。

Hall, Stuart (1997). *Representation: Cultural Representations and Signifying Practices*. London: Sage.

Hastrup, Kirsten (ed.,) (1992). *Other Histories*. New York: Routledge.

Jary, David & Jary, Julia, (1991). *The HarperCollins Dictionary of Sociology*. New York: HarperPerennial.

Jenkins, Keith (1991). *Re-Thinking History*. New York: Routledge.

Jenkins, Keith (2003). *Refiguring History*. New York: Routledge.

Macdonell, Diane (1986). *Theories of Discourse: An Introduction*. Oxford and New York: Basil Blackwell.

Marx, Karl & Engels Frederick (2006). *The Communist Manifesto*. New York: Penguin Books.

Mills, Sara (1997). *Discourse*. London and New York: Routledge.

Pecheux, Michel (1982). *Language, Semantics and Ideology: Stating the Obvious*. London: Macmillan.

Weber, Max (1949). *The Methodology of the Social Sciences*. Glencoe[III.]: Free Press.

附　錄

一、「專門職業及技術人員特種考試中醫師考試規則」

中華民國七十六年十二月十一日考試院（七六）考臺秘議字第二九四六號令訂定發布
中華民國八十九年十二月三十日考試院（八九）考臺組壹一字第一〇九六九號令修正發布
中華民國九十年七月二十五日考試院考臺組壹一字第〇九〇〇〇〇五四六二號令修正發布第九條條文
中華民國九十二年四月二十九日考試院考臺組壹一字第〇九二〇〇〇三六四九一號令修正發布第七條條文、第九條條文、第十條條文、第十四條條文
中華民國九十二年十二月二十四日考試院考臺組壹一字第安〇九二〇〇一〇八五八一號令修正發布第七條條文

專門職業及技術人員特種考試中醫師考試規則

第一條　本規則依專門職業及技術人員考試法第十五條規定訂定之。

本規則未規定事項，依有關考試法規之規定辦理。

第二條　專門職業及技術人員特種考試中醫師考試（以下簡稱本考試）相當專門職業及技術人員高等考試。

第三條　本考試每年或間年舉行一次。

第四條　本考試採筆試方式行之。

第五條　應考人有下列情事之一者，不得應本考試：

一、專門職業及技術人員考試法第八條第一項各款情事之一者。

二、醫師法第五條各款情事之一者。

第六條　中華民國國民，經中醫師檢定考試及格者，得應本考試。

第七條　本考試應試科目分普通科目及專業科目：

一、普通科目：

（一）國文（作文、翻譯與測驗）。

二、專業科目：

（二）生理學。

（三）中醫診斷學。

（四）中藥藥物學。

（五）中醫方劑學。

（六）中醫內科學。

（七）針灸學。

（八）中醫眼科學與中醫傷科學、中醫婦科學與中醫兒科學、中醫外科學，三科任選一科。

前項應試科目之試題題型，均採申論式與測驗式之混合式試題。

第八條　應考人於報名本考試時，應繳下列費件：

一、報名履歷表。

二、應考資格證明文件。

三、國民身分證影印本。華僑應繳僑務委員會核發之華僑身分證明書或僑居地之中華民國使領館、代表處、辦事處、其他外交部授權機構出具之僑居證明。

四、最近一年內一吋正面脫帽半身照片。

五、報名費。

前項報名，以通訊方式爲之。

第九條　本考試筆試及格方式，以應試科目總平均成績滿六十分及格。

前項應試科目總成績之計算，以普通科目成績加專業科目成績合併計算之。其中普通科目成績以國文成績乘以百分之十計算之；專業科目成績以各科目成績總和除以科目數再乘以所佔剩餘百分比計算之。

本考試應試科目有一科成績爲零分或專業科目平均成績未滿五十分或專業科目中醫內科學成績未滿五十五分或其餘專業科目有一科成績未滿四十五分者，均不予及格。缺考之科目，以零分計算。

第十條　本考試錄取人員，應於錄取通知送達十四日內繳送體格檢查表。體格檢查不合格或逾期未繳送體格檢查表者，不予訓練。

前項體格檢查標準依專門職業及技術人員考試體格檢查標準之規定辦理。

第十一條　本考試錄取人員，須經訓練一年六個月，期滿成績及格，由考選部報請考試院發給考試及格證書，並函行政院衛生署查照。

前項訓練，依專門職業及技術人員特種考試中醫師考試錄取人員訓練辦法辦理。

第十二條　本考試組織典試委員會，主持典試事宜；其試務由考選部辦理。

第十三條　本考試辦理竣事，考選部應將辦理典試及試務情形，連同關係文件，報請考試院核備。

第十四條本規則自發布日施行。

二、「專門職業及技術人員高等考試中醫師考試規則」

中華民國八十九年十二月三十日考試院（八九）考臺組壹一字第一〇九九三號令訂定發布

中華民國九十年七月二十五日考試院考臺組壹一字第〇九〇〇〇〇五四六二號令修正發布第十一條條文

中華民國九十一年四月十一日考試院考臺組壹一字第〇九一〇〇〇二六六九號令修正發布第五條條文

中華民國九十一年十一月十九日考試院考臺組壹一字第〇九一〇〇〇〇八五九四號令修正發布第一條、第九條、第十二條條文

中華民國九十二年四月二十九日考試院考臺組壹一字第〇九二〇〇〇三六四九一號令修正發布第六條、第十一條、第十七條條文

中華民國九十二年十二月二十四日考試院考臺組壹一字第〇九二〇〇一〇八五八一號令修正發布第六條條文

中華民國九十五年一月十三日修正

專門職業及技術人員高等考試中醫師考試規則

第一條　本規則依專門職業及技術人員考試法第十四條規定訂定之。本規則未規定事項，依有關考試法規之規定辦理。

第二條　專門職業及技術人員高等考試中醫師考試（以下簡稱本考試），每年舉行一次；遇有必要，得臨時舉行之。

第三條　本考試採筆試方式行之。

第四條　應考人有下列情事之一者，不得應本考試：

一、專門職業及技術人員考試法第八條第一項各款情事之一者。

二、醫師法第五條各款情事之一者。

第五條　中華民國國民具有下列資格之一者，得應本考試：

一、公立或立案之私立大學、獨立學院或符合教育部採認規定之國外大學、獨立學院中醫學系畢業，並經實習期滿成績及格，領有畢業證書者。

二、中華民國九十一年一月十七日前，經公立或立案之私立大學、獨立學院醫學系、科畢業，並修習中醫基礎理論（包括內經、難經、中國醫學導論、中國醫學史）七學分、中醫診斷學四學分、中藥藥物學六學分、中醫方劑學四學分、中醫內科學（包括傷寒論、金匱要略、溫病學）十三學分、針灸學五學分，且任修習中醫眼科學、中醫傷科學、中醫婦科學、中醫兒科學、中醫外科學其中二科各三學分，合計在四十五學分以上，得有證明文件，且經醫師考試及格，領有醫師證書者。

三、醫學系選中醫學系雙主修畢業，並經實習期滿成績及格，領有畢業證書，且經醫師考試及格，領有醫師證書者。

前項以外國學歷參加本考試者，依醫師法第四條之一規定，其為美國、日本、歐洲、加拿大、南非、澳洲、紐西蘭、新加坡及香港等地區或國家以外之國外學歷，應先經教育部學歷甄試通過，始得參加本考試。

第六條　本考試應試科目分普通科目及專業科目：

一、普通科目：

（一）國文（作文與測驗）。

二、專業科目：

（二）中醫診斷學。

（三）中藥藥物學。

（四）中醫方劑學。

（五）中醫內科學

（六）針灸學。

（七）中醫眼科學與中醫傷科學、中醫婦科學與中醫兒科學、中醫外科學，三科任選一科。

前項應試科目之試題題型，均採申論式與測驗式之混合式試題。

自中華民國九十五年四月一日起本考試應試科目分普通科目及專業科目：

一、普通科目：

（一）國文（作文與測驗）。

二、專業科目：

（二）中醫基礎醫學（包括中醫醫學史、中醫基礎理論、內經、難經）。

（三）中醫基礎醫學（包括中醫方劑學、中醫藥物學）。

（四）中醫臨床醫學（包括傷寒論（學）、溫病學、金匱要略、中醫證治學、中醫診斷學）。

（五）中醫臨床醫學（包括中醫內科學、中醫婦科學、中醫兒科學）。

（六）中醫臨床醫學（包括中醫外科學、中醫傷科學、中醫五官學）。

（七）中醫臨床醫學（包括針灸科學）。

本考試普通科目之試題題型採申論式與測驗式之混合式試題，專業科目均採測驗式試題。

第七條　中華民國國民具有第五條各款資格之一，並經公務人員高等考試三級考試或相當等級之特種考試公職中醫師類科及格者，得申請全部科目免試。

前項申請案件之審議，由考選部設中醫師考試審議委員會辦理。審議結果，由考選部核定，並報請考試院備查。

前項審議結果，經核定准予全部科目免試者，由考選部報請考試院發給及格證書，其生效日期追溯至公務人員考試及格證書生效日翌日，並函行政院衛生署查照。

第八條　應考人於報名本考試時，應繳下列費件：

一、報名履歷表。

二、應考資格證明文件。

三、國民身分證影印本。華僑應繳僑務委員會核發之華僑身分證明書或僑居地之中華民國使領館、代表處、辦事處、其他外交部授權機構出具之僑居證明。

四、最近一年內一吋正面脫帽半身照片。

五、報名費。

前項報名，以通訊方式爲之。

第九條　應考人依第七條規定，向考選部申請全部科目免試時，應繳下列費件：

一、全部科目免試申請表。

二、資格證明文件。

三、國民身分證影印本。華僑應繳僑務委員會核發之華僑身分證明書或僑居地之中華民國使領館、代表處、辦事處、其他外交部授權機構出具之僑居證明。

四、最近一年內一吋正面脫帽半身照片。

五、申請全部科目免試審議費。

六、體格檢查表。

前項申請全部科目免試，得隨時以通訊方式爲之。

第十條　繳驗外國畢業證書、學位證書、在學全部成績單、學分證明、法規抄本或其他有關證明文件，均須附繳正本及經中華民國駐外使領館、代表處、辦事處、其他外交部授權機構證明之影印本、中文譯本。

前項各種證明文件之正本，得改繳經當地國合法公證人證明與正本完全一致，並經中華民國駐外使領館、代表處、辦事處、其他外交部授權機構證明之影印本。

第十一條　本考試及格方式，以應試科目總平均成績滿六十分及格。

前項應試科目總成績之計算，以普通科目成績加專業科目成績合併計算之。其中普通科目成績以國文成績乘以百分之十計算之；專業科目成績以各科目成績總和除以科目數再乘以所佔剩餘百分比計算之。

本考試應試科目有一科成績爲零分或專業科目平均成績未滿五十分者，均不予及格。缺考之科目，以零分計算。

第十二條　（刪除）

第十三條　外國人具有第五條各款規定資格之一，且無第四條各款情事之一者，得應本考試。

第十四條　本考試及格人員，由考選部報請考試院發給考試及格證書，並函行政院衛生署查照。

第十五條　本考試組織典試委員會，主持典試事宜；其試務由考選部辦理。

第十六條　本考試辦理竣事，考選部應將辦理典試及試務情形，連同關係文件，報請考試院核備。

第十七條　本規則除已另定施行日期者外，自發布日施行。

三、「專門職業及技術人員考試法」

中華民國七十五年一月二十四日總統令制定公布
中華民國八十四年一月二十八日總統令修正公布第十條條文
中華民國八十八年十二月二十九日總統令修正公布全文
中華民國八十九年六月十四日總統令修正公布第十三條條文
中華民國九十一年六月二十六日總統華總一義字第09100128060號令修正公布第14、16、18、22條條文

專門職業及技術人員考試法

第一條　專門職業及技術人員之執業，依本法以考試定其資格。

第二條　本法所稱專門職業及技術人員，係指依法規應經考試及格領有證書始能執業之人員；其考試種類，由考試院定之。

第三條　專門職業及技術人員考試，得分高等考試、普通考試、初等考試三等。視類科需要，每年或間年舉行一次；遇有必要，得臨時舉行之。

爲適應特殊需要，得舉行特種考試。其分等比照高等考試、普通考試、初等考試三等。

第四條　各種考試，得採筆試、口試、測驗、實地考試、審查著作或發明或所需知能有關學歷、經歷證件及論文等方式行之。除筆試外，其他應採二種以上方式。筆試除有特別規定者外，應使用本國文字。

第五條　各種考試，得單獨或合併舉行，並得分試、分地舉行。其考試類、科、地點、日期等，由考選部於考試兩個月前公告之。

應考人在學期間得視類科之不同，參加前項所定分試考試最後一試以外之考試。

分試考試之類科及其考試規則，由考選部報請考試院定之。

第六條　應考人參加各種考試，應繳報名費，其費額由考選部定之。

第七條　專門職業及技術人員考試，得視各類、科需要實施體格檢查，其標準及時間均由考選部報請考試院定之。

第八條　中華民國國民，具有本法所定應考資格者，得應專門職業及技術人員考試。但有下列各款情事之一者，不得應考：

一、曾服公務有侵佔公有財物或收受賄賂行爲，經判刑確定服刑期滿尚未滿三年者，或通緝有案尚未結案者。

二、褫奪公權，尚未復權者。

三、受禁治產之宣告，尚未撤銷者。

四、施用煙毒尚未戒絕者。

應考人除依前項規定外，如有各種職業管理法規規定不得充任各該專門職業及技術人員之情事者，不得應考。

第九條　具有下列資格之一者，得應專門職業及技術人員高等考試：

一、公立或立案之私立專科以上學校或經教育部承認之國外專科以上學校相當科、系、所畢業者。

二、普通考試相當類、科及格，並曾任有關職務滿四年，有證明文件者。

前項第一款所定研究所畢業資格者，如各該職業管理法規對其執業有特殊限制者，不得應考。

第十條　具有下列資格之一者，得應專門職業及技術人員普通考試：

一、公立或立案之私立高級職業學校以上學校相當科、系、所畢業者。

二、初等考試相當類、科及格，並曾任有關職務滿四年，有證明文件者。

第十一條　中華民國國民年滿十八歲，得應專門職業及技術人員初等考試。

第十二條　本法修正公布施行前，經高等或普通檢定考試及格者，分別取得專門職業及技術人員高等或普通考試相當類科或特種考試相當等級、類科之應考資格；部分科目不及格並於三年內繼續補考及格者亦同。

前項檢定考試之補考，依原檢定考試規則辦理之。

第十三條　中醫師檢定考試於本法修正公布施行後五年內繼續辦理五次；部分科目不及格者，准予三年內繼續補考三次。

中醫師檢定考試及其補考，依原檢定考試規則辦理之。

第十四條　專門職業及技術人員高等考試、普通考試及初等考試之考試規則，由考選部報請考試院定之。

前項考試規則應包括考試等級及其分類、分科之應考資格、應試科目。

第十五條　專門職業及技術人員各種特種考試之考試規則，由考選部報請考試院定之。

前項考試規則應包括考試等級及其分類、分科之應考資格、應試科目。

第十六條　具有與專門職業及技術人員考試相當之資歷者，應專門職業及技術人員考試，得視其不同資歷，減免應試科目。

前項減免應試科目之標準，由考選部報請考試院定之；其申請減免應試科目審議費額，由考選部定之。

中華民國八十九年十二月三十一日前，申請檢覈經核定准予筆試或面試者，得就原核定科目於五年內參加筆試或面試。

第十七條　專門職業及技術人員之職業管理法規，其有關考試之規定與本法牴觸者，應適用本法。

第十八條　各種專門職業及技術人員考試應考資格之審查，由考選部或受委託辦理試務機關、團體辦理；其審查規則，由考選部報請考試院定之。

第十九條　專門職業及技術人員考試得視等級或類科之不同，其及格方式採科別及格、各科目平均滿六十分及格、或以錄取各類科全程到考人數一定比例爲及格。

前項及格方式，由考選部報請考試院定之。

專門職業及技術人員考試總成績計算規則，由考選部報請考試院定之。

第二十條　專門職業及技術人員考試榜示後一年內發現因典試或試務之疏失，致應錄取而未錄取者或不應錄取而錄取者，由考選部報請考試院補行錄取或撤銷其錄取資格。

第二十一條　應考人得向考選部或辦理試務機關申請複查成績。

前項申請複查成績辦法，由考選部報請考試院定之。

第二十二條　專門職業及技術人員考試錄取人員，由考試院發給考試及格證書，並登載公報。但必要時，得視類科需要於錄取後施以訓練或學習，訓練或學習期滿成績及格者，始發給考試及格證書。

前項訓練或學習之期間、實施方式、請假、成績考核、獎懲、停訓、重訓、退訓、延訓、補訓、免訓、廢止受訓資格、訓練費用等有關事項之規定，其辦法，由考選部報請考試院定之。

考試及格證書之式樣及費額，由考試院定之。

第二十三條　考試前發現應考人有下列各款情事之一者，取消其應考資格。考試時發現者，予以扣考。考試後榜示前發現者，不予錄取。考試訓練或學習階段發現者，撤銷其錄取資格。考試及格後發現者，由考試院撤銷其考試及格資格，並吊銷其考試及格證書。其涉及刑事責任者，移送檢察機關辦理：

一、有第八條規定情事之一者。

二、冒名頂替者。

三、僞造或變造應考證件者。

四、自始不具備應考資格者。

五、以詐術或其他不正當方法，使考試發生不正確之結果者。

第二十四條　外國人申請在中華民國執行專門職業及技術人員業務者，應依本法考試及格，領有執業證書並經主管機關許可。但其他法律另有規定者，不在此限。

外國人應專門職業及技術人員考試種類，由考試院定之。

外國人應專門職業及技術人員考試時，其應考資格、應試科目及減免考試科目、考試方式、體格檢查、成績計算、及格方式等，準用專門職業及技術人員考試法規。

外國人領有經中華民國駐外使領館、代表處、辦事處、其他外交部授權機構證明之各該政府相等之各類專門職業及技術人員執業證書暨中文譯本，經各相關主管機關認可者，得應各該類專門職業及技術人員考試。

外國人應專門職業及技術人員考試，應以中華民國語文作答。但法律另有規定者，不在此限。

外國人領有外國政府相等之醫師執業證書，並志願在我國醫療資源缺乏地區服務，應專門職業及技術人員醫師類科考試者，除筆試外，得併採口試或實地考試。必要時，筆試並得以英文命題及作答。考試及格人員之及格證書應註明其服務地區。

前項醫療資源缺乏地區，由考選部會同行政院衛生署認定之。

華僑應專門職業及技術人員考試辦法，由考選部報請考試院定之。

第二十五條　本法未規定事項，準用典試法、監試法及有關法律之規定。

第二十六條　本法施行細則，由考試院定之。

第二十七條　本法自公布日施行。

本法修正條文，自中華民國九十年一月一起施行。

四、「中醫師檢覈辦法」

中華民國七十七年八月二十二日考試院、行政院令訂定發布

中華民國八十二年三月十七日考試院令修正發布全文十三條

中醫師檢覈辦法

第一條　本辦法依專門職業及技術人員考試法第十七條及醫師法第三條之規定訂定之。

第二條　中華民國具有左列資格之一者，得應中醫師檢覈：

一、曾在中央衛生主管機關或省（市）政府領有合格證書或行醫執照者。

二、公立或立案之私立中醫專科以上學校或經教育部承認之國外大學、獨立學院中醫學系畢業，或醫學系、科畢業，並修習中醫必要學科者。

三、華僑曾在僑居地執行中醫業務五年以上，卓著聲望者。

第三條　前條第一款所稱合格證書或行醫執照，指在中華民國三十三年五月一日考選委員會開始辦理中醫師執業資格檢覈以前，中央衛生主管機關或省（市）政府所發給之中醫證書或行醫證書或行醫執照。

第四條　第二條第二款所稱修習中醫必要學科，指修習左列情形之一者：

一、醫學系、科畢業，曾修習中醫內科學十三學分、中藥藥物學六學分，方劑學四學分、中醫診斷學四學分、針灸學五學分、中醫基礎理論（內經、難經、中國醫學導論、中國醫學史）七學分，並就中醫婦科學、中醫兒科學、中醫傷科學、中醫眼科學、中醫外科學等科，任修習二科各三學分，合計在四十五學分以上。

二、醫學系、科畢業，並獲有中醫研究所醫學碩士以上學位並修習中醫內科學六學分、中醫藥物學五學分、方劑學四學分、中醫診斷學四學分、針灸學四學分，並就中醫婦科學、中醫兒科學、中醫傷科學、中醫眼科學、中醫外科學等科，任修習二科四學分，合計二十七學分以上。

證明修習學科及學分，應繳驗學校出具之及格成績單或學分證明書。

第五條　證明第二條第三款規定之資格，應繳驗左列各件：

一、僑居地駐外使領館或負責該僑居地領務之駐外使領館或經外交部授權機構出具之中華民國僑民身分在國外居住五年以上之證明書。

二、經僑務委員會登記有案之當地中醫師公會或鄰近地區中醫師公會或當地華僑團體出具行醫五年之證明；或當地政府所發屆滿五年之行醫執照或准予註冊行醫之證明；並均經僑居駐外使領館或負責該僑居地領務之駐外使領館或經外交部授權機構驗證。

三、經僑務委員會登記有案之當地華僑團體出具之行醫聲望卓著證明書。

前項第二款行醫年資以年滿二十歲起算。

第六條　依第二條規定申請檢覈者，予以筆試，但經公務人員高等考試特種考試公職中醫師考試類科及格者得予以免試；筆試科目由考選部定之。

經核定予以筆試者，應於五年內應試。但本辦法修正發布前核定予以筆（面）試者，得於民國八十五年十二月三十一日前應試。

前項予以筆（面）試者，逾期欲繼續應試，應於期限屆滿後六個月內申請保留繼續應試，每申請一次以保留五年爲限。

第七條　繳驗外國學位證書、畢業證書或其他有關證明文件，須經駐外使領館或外交部授權機構驗證，並附繳經上開使領館或機構驗證之中文譯本。

第八條　申請檢覈，應繳左列費件：

一、申請檢覈書。

二、資格證明文件。

三、國民身分證影本。華僑應繳僑務機關或僑居地駐外使領館或經政府認可之當地機構、華僑團體出具之僑居證明。

四、最近一年內之直四公分、寬二·八公分正面脫帽半身相片。

五、檢覈費。

六、其他申請有關證明文件。

申請檢覈得以通訊方式為之。

第九條　有左列情事之一者，不得申請中醫師檢覈：

一、專門職業及技術人員考試法第十條第一項各款情事之一者。

二、醫師法第五條各款情事之一者。

第十條　已持有「僑」字中醫師考試及格證書者，回國執業時，仍應依照第六條之規定補行筆試。

第十一條　中醫師之檢覈，由考選部設中醫師檢覈委員會辦理。檢覈及格者，報請考試院發給考試及格證書，並函中央衛生主管機關查照。

第十二條　本辦法未規定事項，準用有關法規之規定。

第十三條　本辦法自發布日施行。

五、「檢定考試規則（中醫師部分）」

中華民國七十五年五月三日考試院（七五）考臺秘議字第三〇八八號令訂定發布

中華民國七十六年十月五日考試院（七六）考臺秘議字第二四八二號令修正發布

中華民國七十九年十月十日考試院（七九）考臺秘議字第三二三九號令修正發布

檢定考試規則（中醫師部分）

第一條　本規則依公務人員考試法第九條暨專門職業及技術人員考試法第七條之規定訂定之。

第二條　檢定考試分高等檢定考試、普通檢定考試及中醫師檢定考試。

高等檢定考試及格者，取得高等考試或相當於高等考試之特種考試相當類科應考資格。

普通檢定考試及格者，取得普通考試或相當於普通考試之特種考試相當類科應考資格。

中醫師檢定考試及格者，取得特種考試中醫師考試應考資格。

第三條　中華民國國民年滿二十二歲者，得應高等檢定考試；年滿十八歲者，得應普通檢定考試；年滿二十二歲者，得應中醫師檢定考試。

第四條　檢定考試得合併或單獨舉行，其考試類科、地點、日期等，由考選部於考試兩個月前公告之。

第五條　檢定考試類科及應試科目，依附表之規定。

前項附表所列類科及應試科目，如有增減或變更時，由考選部於考試六個月前公告之。

第六條　應考人於報名時，應繳左列費件：

一、報名表

二、最近一年內直四公分、寬二・八公分正面脫帽半身相片。

三、報名費。

四、國民身分證影本。

參加補考之應考人，並應繳同類科檢定考試科別及格證明或成績單。

應考人報名，以通訊方式爲之。

第七條　檢定考試以筆試或筆試及實施考試方式行之。

第八條　檢定考試各類科各科目之成績，以各滿六十分爲及格。

檢定考試成績，發給成績單；其未及格之科目，得於三年次內繼續補考之。

全部科目及格者，由考選部發給應考資格證明。

第九條　檢定考試由考選部組設檢定考試委員會辦理。

檢定考試委員會置主任委員一人，以考選部部長或次長擔任；委員若干人，由左列人員中遴聘之：

一、專科以上學校校長、教授、副教授，得爲高等或普通檢定考試委員。

二、高級中等學校校長或曾任高級中等學校教員五年以上者，得爲普通檢定考試委員。

三、曾任中醫專科以上學校教授、副教授，或中醫師考試典試委員，或經特種考試中醫師考試或中醫師檢覈及格曾執行中醫業務十年以上聲望卓著者，或因考試科目需要，具有高等考試或相當高等考試之特種考試典試委員會資格者，得爲中醫師檢定考試委員。

主任委員由考試院派任；委員由考選部聘任，並報請考試院備案。

第十條　檢定考試委員，如因考試科目之特殊需要，並缺乏前條所定資格之適當人選時，得另就對科目富有研究及經驗之高級公務員或專家選聘之。

第十一條　考選部得比照第九條第二項規定之資格聘請命題委員、閱卷委員。

第十二條　考選部於考試後，應將辦理考試經過情形連同關係文件，報請考試院備查。

第十三條　本規則未規定事項，準用一般考試法規之規定。

第十四條　本規則自發布日施行。

六、「專門職業及技術人員特種考試中醫師考試錄取人員訓練辦法」

中華民國九十年九月十日考試院考臺組壹一字第○九○○○○六四一一號令修正發布全文

專門職業及技術人員特種考試中醫師考試錄取人員訓練辦法

第一條　本辦法依專門職業及技術人員考試法第二十二條規定訂定之。

第二條　專門職業及技術人員特種考試中醫師考試錄取人員之訓練（以下簡稱本訓練），旨在增進受訓人員執業能力與醫療倫理，以提高醫療品質。

第三條　本訓練由考選部專門職業及技術人員考試訓練委員會負責有關訓練之研議及審議事項。

第四條　本訓練委託設有中醫系科之公立或立案之私立醫學院校或中醫醫療機構辦理，必要時得由中華民國中醫師公會全國聯合會協助辦理。

第五條　本訓練期間一年六個月，分基礎醫學訓練與臨床診療訓練。

基礎醫學訓練期間八個月，其課程依附表一規定辦理。臨床診療訓練期間十個月，其課程依附表二規定辦理。

第六條　受委託辦理訓練之學校、機構於接受委託後，應即擬訂訓練計畫，函送考選部核定。

考選部於筆試榜示後，將應受訓人員有關資料送請受委託辦理訓練之學校、機構，依照訓練計畫實施訓練。訓練學校、機構於訓練辦理完畢，應將受訓人員成績列冊函送考選部核定。

第七條　本訓練所需經費由受訓人員自行負擔，其金額由受委託辦理訓練之學校、機構按教育部備查之學分費收費標準擬定，函送考選部核定實施。

受委託辦理訓練之學校、機構之相關管理費用得由考選部酌予補助。

第八條　受訓人員不依規定時間報到接受訓練者，註銷其受訓資格。但因服兵役（含替代役）、在學、重病或臨時發生重大事故無法即時接受訓練時，應檢具證明文件向考選部申請，經核准後得延期受訓。

申請延訓以一次爲限。因服兵役（含替代役）者，其期間最長爲三年；因在學、重病或臨時發生重大事故者，其期間最長爲一年。

受訓人員應於延訓原因消滅或期限屆滿一個月內自行向考選部申請補訓。逾期未提出申請者，視同放棄，並註銷其受訓資格。

第九條　訓練成績以一百分爲滿分，六十分爲及格。

受訓人員訓練成績不及格者，得於一年內向考選部申請核准重訓。但以一次爲限。

第十條　受訓人員之成績計算標準、請假、獎懲及生活管理等規章，應經專門職業及技術人員考試訓練委員會審議後，由考選部核定實施。

第十一條　受訓人員在訓練期間，應遵守有關訓練規章之規定，其有下列情形之一者，由受委託辦理訓練之學校、機構報請考選部註銷受訓資格：

一、受訓期間對講座、輔導員或訓練學校、機構員工施以強暴脅迫者。

二、受訓期間冒名頂替者。

三、其他具體事實足以認爲品德操守違反職業倫理，情節嚴重者。

依前項規定經註銷受訓資格者，不得申請重訓。

第十二條　受訓人員有下列情形之一者，應予停止訓練：

一、因犯罪嫌疑經提起公訴者。

二、受羈押者。

受訓人員於停止訓練之原因消滅後，得於原因消滅之次日起三十日內，向考選部申請核准恢復訓練。

第十三條　受訓人員訓練期滿，經核定成績及格，由考選部報請考試院發給考試及格證書，並函行政院衛生署查照。

第十四條　本辦法自發布日施行。

國家圖書館出版品預行編目資料

臺灣中醫發展史：醫政關係／葉永文著. ——
初版. ——臺北市：五南, 2013.09
面；　公分
ISBN 978-957-11-7234-7（平裝）
1.中醫史　2.臺灣
410.92　　　　102014233

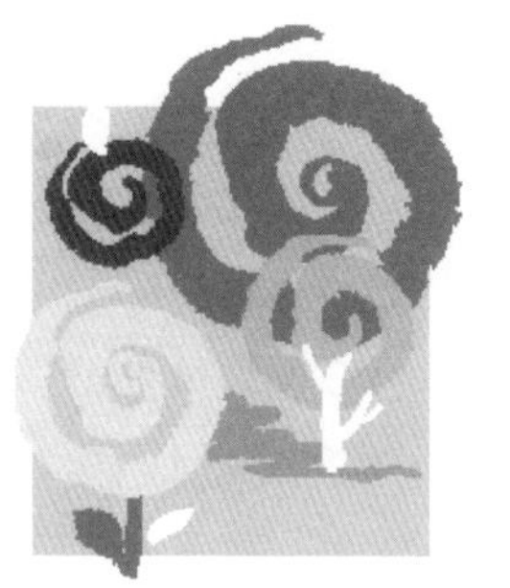

台灣BOOK　02

1XAB　**臺灣中醫發展史－醫政關係**

作　　者— 葉永文(320.7)
發 行 人— 楊榮川
總 編 輯— 王翠華
副 總 編— 蘇美嬌
責任編輯— 邱紫綾
封面設計— 果實文化設計工作室
出 版 者— 五南圖書出版股份有限公司
地　　址：106台北市大安區和平東路二段339號4樓
電　　話：(02)2705-5066　　傳　　真：(02)2706-6100
網　　址：http://www.wunan.com.tw
電子郵件：wunan@wunan.com.tw
劃撥帳號：01068953
戶　　名：五南圖書出版股份有限公司
台中市駐區辦公室/台中市中區中山路6號
電　　話：(04)2223-0891　　傳　　真：(04)2223-3549
高雄市駐區辦公室/高雄市新興區中山一路290號
電　　話：(07)2358-702　　傳　　真：(07)2350-236
法律顧問　林勝安律師事務所　林勝安律師
出版日期　2013年9月初版一刷
定　　價　新臺幣280元

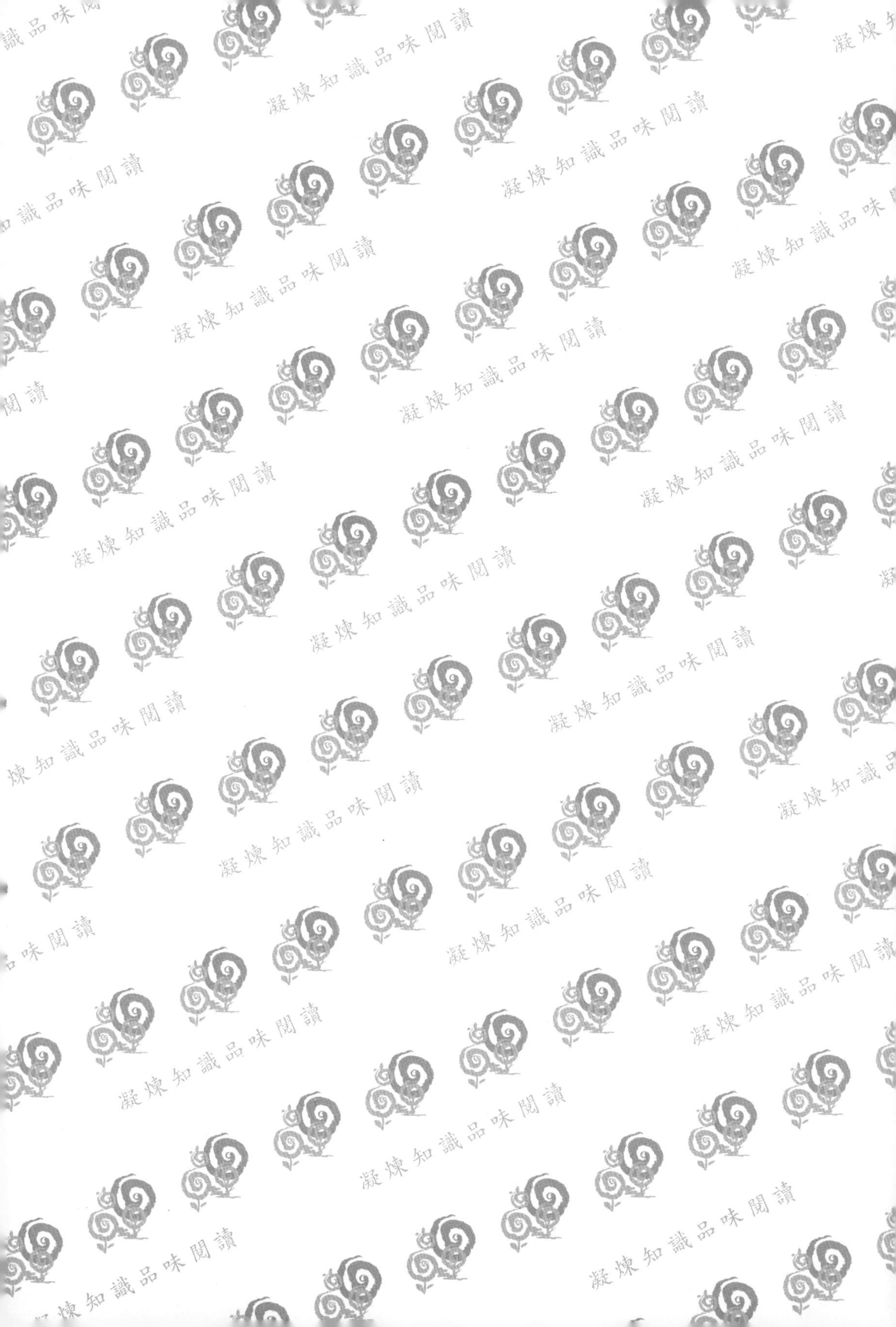
凝煉知識品味閱讀

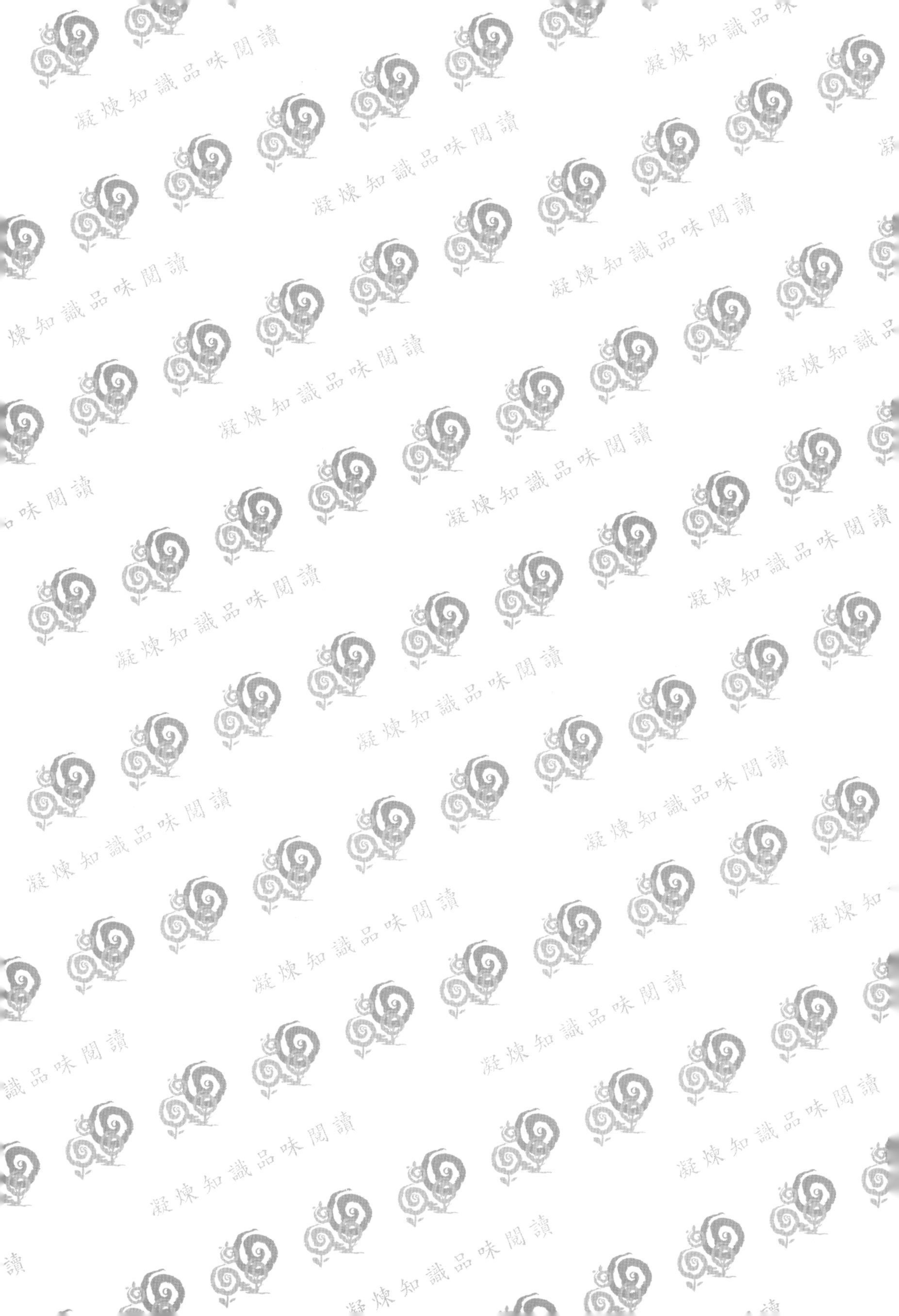